ABRÉGÉ

DE L'ART

DES ACCOUCHEMENS;

Dans lequel on donne les préceptes nécessaires pour le mettre heureusement en pratique.

ABRÉGÉ

DE L'ART

DES

ACCOUCHEMENS,

Dans lequel on donne les préceptes nécessaires pour le mettre heureusement en pratique.

On y a joint plusieurs Observations intéressantes sur des cas singuliers.

Ouvrage très - utile aux jeunes Sages-Femmes, & généralement à tous les Elèves en cet Art, qui désirent de s'y rendre habiles.

Par Madame LE BOURSIER DU COUDRAY, *ancienne Maîtresse Sage-Femme de Paris.*

Prix, 50 sols relié.

A PARIS,

Chez la Veuve DELAGUETTE, Imprimeur-Libraire de l'Académie Royale de Chirurgie, rue Saint Jacques, à l'Olivier.

M. DCC. LIX.

Avec Approbation & Privilége du Roi.

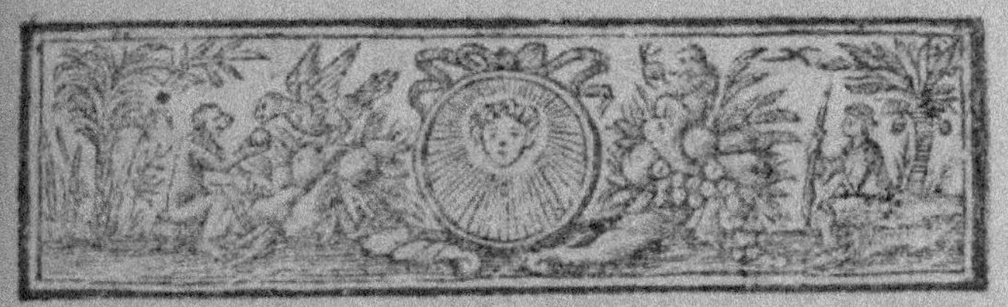

A
MONSEIGNEUR
BERNARD
DE BALLAINVILLIERS,

Chevalier, Seigneur de Vilbou-
zin & du Mesnil, Conseiller du
Roi en ses Conseils, Maître
des Requêtes ordinaire en son
Hôtel, Grand-Croix de l'Ordre
Royal & Militaire de S. Louis,
Intendant de Justice, Police,
& Finances en la Généralité de
Riom, & Province d'Auvergne.

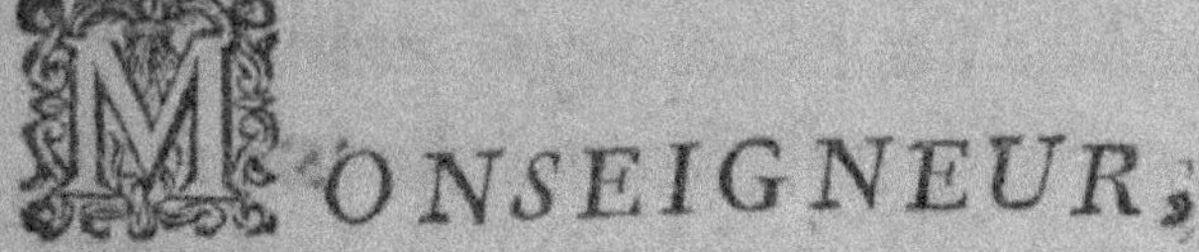

ONSEIGNEUR,

Un petit Ouvrage de cette

a

nature, paroîtra sans doute fort étranger, & bien peu assorti aux affaires importantes, dont l'administration vous attire tant d'éloges. Je n'hésite point cependant à vous en faire hommage ; tout ce qui a quelque caractère d'utilité, acquiert des droits à son Auteur sur vos bontés, & sur votre protection. Vous avez saisi au premier instant, MONSEIGNEUR, les avantages que peut produire la machine que j'ai inventée pour la facilité de l'Art que je traite : votre amour pour le bien public, a encouragé mon zèle, & j'ai perfectionné une invention que la pitié m'avoit fait imaginer. Les Elèves que vous m'a

vez mis en occasion de former,
sont déja ressentir dans les campagnes l'utilité de ma machine.
Vous achevez ce que votre il-
lustre Prédécesseur n'avoit eu
que le tems de commencer :
nombre de Sujets benissent le
Protecteur de l'Art qui les a
préservés de devenir les tristes
victimes de l'ignorance. Votre
nom, MONSEIGNEUR,
à la tête de ce petit Livre, ne
sçauroit donc ternir l'éclat des
éloges que la postérité vous de-
vra : il n'est pas moins glo-
rieux de veiller à la conser-
vation des Sujets de Sa Ma-
jesté dans le sein de son Royau-
me, que d'éloigner de ses fron-
tières, & de détruire les en-

nemis de ses Etats. L'un a plus
de rapport que l'autre aux sentimens d'humanité, qui vous
animent ; votre cœur se satis-
fait tous les jours à soulager
les malheureux, & les marques
de bonté qu'ils en éprouvent,
donnent un prix nouveau à
vos bienfaits. Je me repose sur
leur reconnoissance du soin de
les publier, & j'ajoûte à un sentiment semblable, l'assurance
du profond respect avec lequel
je suis,

MONSEIGNEUR,

Votre très-humble, &
très-obéissante servante,
LE BOURSIER DU COUDRAY.

AVANT-PROPOS.

JE n'entrerai pas dans un détail fort étendu , fur ce qui
concerne l'Art des Accouchemens ; j'avoue même qu'il me feroit impoſſible d'y parvenir , à
moins que je ne tranſcriviſſe ce
que tant d'Auteurs ont écrit ſur
ce ſujet. Tout mon objet eſt de
renfermer en peu de mots les
vrais principes de cet Art, & de
les préſenter ſous un point de vûe
qui puiſſe les faire comprendre
par des Femmes peu intelligentes.
Combien y en a-t-il de cette eſ-
pèce , qui ſans prévoir aucune
ſuite fâcheuſe ſe mêlent d'accoucher ? & combien de malheureuſes
ne deviennent-elles pas les victimes de cette ignorance ? La ſeule
compaſſion m'a rendue Auteur ,
& n'écrivant point pour les per-

fonnes éclairées , je ne fçaurois me rendre trop intelligible.

Après avoir appris dans la Capitale, l'Art que je profeffe , & l'avoir exercé l'efpace de feize ans , mon fort me conduifit en Province. Pour répondre aux marques d'eftime que me donnoient ceux qui m'y avoient appellée , j'annonçai que je donnerois volontiers mes avis aux pauvres femmes qui en auroient befoin. Je ne puis dire le nombre de celles qui m'expofèrent leur trifte fituation , & dont la plûpart étoient affligées de relâchement de matrice. Je les fis entrer dans le détail de leurs accouchemens , & par le récit qu'elles me firent , je ne pus douter qu'elles n'euffent lieu d'attribuer leurs infirmités à l'ignorance des femmes à qui elles avoient eu recours , ou à celle de quelques Chirurgiens de Village peu expérimentés. Mon zèle me détermina donc à offrir de

donner gratuitement des Leçons
à ces femmes. Je fis cette propo-
sition à M. le Subdélégué, qui
charmé de procurer un aussi grand
bien, accepta mes offres. Le
feul obstacle que je trouvois à
mon projet, étoit la difficulté de
me faire entendre par des esprits
peu accoutumés à ne rien faisir
que par les fens. Je pris le parti
de leur rendre mes Leçons pal-
pables, en les faifant manœuvrer
devant moi fur une machine que
je construisis à cet effet, & qui
représentoit le baffin d'une femme, la matrice, fon orifice, fes
ligamens, le conduit appellé *va-*
gin, la veffie, & l'inteftin *rectum.*
J'y joignis un modèle d'enfant de
grandeur naturelle, dont je ren-
dis les jointures affez fléxibles
pour pouvoir le mettre dans des
pofitions différentes un arrière-
faix, avec les membranes, & la
démonstration des eaux qu'elles
renferment, le cordon ombilical,

composé de ses deux artères, &
de la veine, laissant une moitié
flétrie, & l'autre gonflée, pour imi-
ter en quelque sorte le cordon
d'un enfant mort, & celui d'un
enfant vivant, auquel on sent les
battemens des vaisseaux qui le
composent. J'ajoûtai le modèle
de la tête d'un enfant séparée du
tronc, dont les os du crâne paf-
foient les uns sur les autres : je
crus qu'avec une démonstration
auffi senfible, fi je ne pouvois pas
rendre ces femmes fort habiles,
je leur ferois du moins fentir la
néceffité de demander du secours
affez tôt pour sauver la mère &
l'enfant ; secours dont les Villes
ne manquent pas ; mais qui feroit
très - néceffaire dans les Campagnes, où l'habileté d'un Chirurgien, appellé trop tard, devient
fouvent inutile, ne pouvant qu'être
le spectateur de deux victimes ex-
pirantes, pour lefquelles son art
& son zèle font alors infructueux.

Ainſi mon projet fut de faire connoître à ces femmes les divers
dangers où leur incapacité expoſe
la mère & l'enfant, de leur montrer la néceſſité de procurer au
plutôt le Baptéme à ceux qui ſont
prêts à périr, & de conſerver des
ſujets à l'Etat. J'ai raſſemblé les
différentes Leçons que je donnois
à lire, & je me hazarde aujour-
d'hui de les faire imprimer ; ce qui
eſt moins l'effet de la préſomption, que vingt années d'expérience auroient pû m'inſpirer,
que le déſir de me rendre, par ce
moyen plus utile à ma Patrie :
trop heureuſe ſi je puis y parvenir. C'eſt par ce motif que j'eſpére
obtenir de mes Lecteurs la
grace de ne point faire attention
aux fautes qu'ils pourront remarquer dans ma diction, lorſqu'elles n'altéreront point le ſens
des préceptes que je donne à mes
Elèves.

J'avoue qu'en compoſant les

Leçons que je leur donnois à lire ;
je n'avois en vûe que les Sages-
Femmes de la campagne ; mais
ayant fait refléxion que ces Leçons
pourroient paſſer entre les mains
de perſonnes plus intelligentes ,
par conſéquent ſuſceptibles d'une
inſtruction plus étendue , j'ai cru
que ſans rien changer à l'ordre
que j'avois donné à ces précepres ,
je devois y ajoûter quelques remarques particulières , pour les
faire lire avec plus de ſatisfaction ,
& en même-tems avec plus de
fruit.

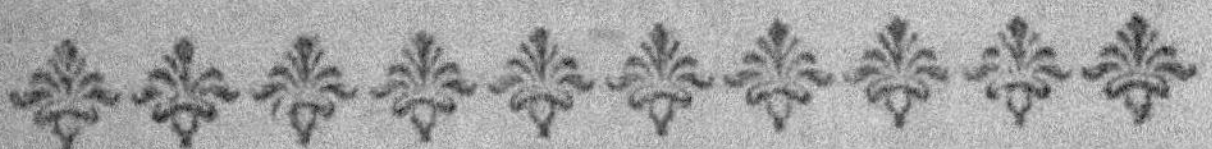

L'Auteur fait sentir par cet exposé, qu'elle n'a pas eu seulement pour objet l'instruction des Sages-Femmes de la campagne, mais aussi celle de toutes les personnes qui voudront embrasser l'Art des Accouchemens. C'est pour répondre à ce zèle pour le bien public que l'on a jugé à propos de placer ici des Notes particulières sur quelques endroits de l'Ouvrage, & d'y joindre quelques Observations intéressantes qui ont paru y avoir beaucoup de rapport.

De la Matrice double.

La matrice de la femme, que l'on sçait n'avoir pour l'ordinaire qu'une seule cavité, s'est trouvée quelquefois en avoir deux.

Riolan, Médecin de Paris, en

fournit des exemples dans son Anthropographie , Livre II. chap.
XXXV. page 157.

Madame *la Marche* , dans son
Livre, ou Instruction familière aux
Sages-Femmes , fait aussi mention
d'une matrice de cette espèce ,
vûe dans le corps d'une femme,
dont l'ouverture fut faite à l'Hôtel-
Dieu.

M. *Littre* , Médecin de Paris ,
disséquant une petite fille , morte
à l'âge de deux ans , observa qu'elle
avoit le vagin partagé en deux cavités égales, l'une à droite, l'autre à gauche , par une cloison per-
pendiculaire , de manière cependant
dant que cette cloison n'étoit point
entière & ne formoit ces deux cavités que depuis le milieu du vagin jusqu'à la matrice : chacune de
ces cavités aboutissoit à une matrice particulière , qui avoit son
orifice , son col , & son fond.
Ces matrices , qui étoient très-
distinctes , & séparées dans l'inté-

rieurs ne montroient au-dehors qu'un corps simple & conti- nu, à l'exception néanmoins de leurs fonds, qui étoient séparés l'un de l'autre, ou pour mieux dire, qui n'étoient réunis que par un ligament en forme de mem- brane triangulaire. Chaque fond avoit une trompe, un ovaire, un ligament large, & un ligament rond *.

M. *Gravel* Médecin, fournit aussi des exemples de double ma- trice, dans une Thèse qu'il soutint à Strasbourg en 1738.

M. *Philippe-Adolphe Boehmer*, célèbre Professeur en Médecine, donne aussi un exemple d'une double matrice dans son second Recueil d'Observations d'Anato- mie, 1756. La cloison qui sépa- roit le vagin, suivant sa longueur en deux parties égales, s'étendoit

---

* Mémoires de l'Académie Royale des Sciences, année 1717.

depuis l'union des orifices de cette matrice, jufqu'à celui du vagin, qui dans ce fujet avoit deux ouvertures, l'une à droite, l'autre à gauche, féparées par l'extrémité de la cloifon verticale qui partageoit le vagin en deux cavités.

Il eft à préfumer, comme l'a dit M. *Littre*, au fujet de la petite fille, à qui il trouva deux matrices, que les femmes ainfi conformées pourroient concevoir en différentes approches, tantôt par l'une de ces matrices, & tantôt par l'autre, felon que la femence virile fe porteroit à l'une ou à l'autre.

Des vices de conformation du Baffin.

Parmi les vices de conformation, dont le baffin eft fufceptible : il y en a deux principaux, qui portés à un certain dégré, obligent d'avoir recours à l'opération Céfarienne, ou du moins rendent l'accouchement très-laborieux. Le premier eſt le rétréciſſement de l'entrée du petit baſſin occaſionné par l'approche de la partie ſupérieure de l'os *ſacrum* & du corps de la dernière vertèbre des lombes vers l'os *pubis*, & dont il eſt fait mention page 104 de ce Livre ; le ſecond, qui eſt contraire au premier, conſiſte dans le rétréciſſement de la partie inférieure du baſſin, formé par l'approche contre nature des branches & des tubéroſités des os *iſchion*. On en a vû un exemple tout récemment à l'Hôtel-Dieu de Paris, ſur une femme âgée d'environ trente ans, à qui l'on a été obligé de faire l'opération Céſarienne. L'entrée du petit baſſin étoit très-ſpacieuſe, la diſtance de la partie ſupérieure de l'os *ſacrum* à la ſymphiſe des os *pubis*, avoit cinq pouces & quelques lignes ; celle d'un des os des Iles à l'autre, à l'entrée du petit baſſin étoit de

quatre pouces trois lignes ; les tu-
bérofités des os *ifchion*, ne laiffoient entr'elles qu'un intervalle de
deux pouces moins un quart ; les
branches de ces os laiffoient entr'elles un pouce & demi d'intervalle, & les épines de ces mêmes
os, n'en laiffoient que deux pouces
entr'elles. Et fi l'on fait attention
à la difpofition des ligamens qui
attachent ces parties, on conce-
vra aifément que cette ouverture
inférieure du baffin fe trouvoit encore rétrécie par leur moyen.

En traitant de la génération,
l'on a dit que quoique la matrice
foit le lieu, où l'œuf qui a été
fécondé, fe développe le plus ordinairement, l'on avoit vû néanmoins cet œuf éclore dans l'ovaire,
d'autre fois dans la trompe, &
enfin dans la capacité du ventre.
L'on a ajoûté que ces générations
extraordinaires font très-fouvent
mortelles : le fétus qui en eft produit, ne pouvant fortir par la voye
naturelle.

naturelle. Entre les Observations
que nous avons sur cette matière,
je vais en citer deux, qui prouvent que les mères peuvent survivre aux opérations nécessaires
pour l'extraction des fétus morts.

La première de ces Observations, est d'Abraham Cyprianus,
Médecin & Professeur en Anatomie & en Chirurgie, dans l'Académie de Franeker, sur un fétus
de vingt & un mois, qui fut retiré de
la trompe droite de la matrice,
sans que la mère en soit morte.

La seconde, est de M. *Littre*,
aussi sur un fétus tiré du ventre
de sa mère par le fondement.

Première Observation.

Abraham Cyprianus * dit que
le 17 Décembre 1694, il fut appellé à Louvarde, pour la femme

---

*Lettre d'Abraham Cyprianus à M. Thoma
Millington. Amsterdam, 1707.

b

de Lewis, Soldat dans la Compagnie du Capitaine Peterson : elle étoit âgée de trente-deux ans, & enceinte pour la troisième fois. Cette femme arriva jusqu'au neuvième mois de sa grossesse, sans appercevoir rien de différent de ce qu'elle avoit senti dans les grossesses précédentes, excepté que pendant tout ce tems-là elle n'eut point de lait aux mammelles. Il lui sembloit aussi que son fardeau étoit plus pésant, & plus incommode qu'à l'ordinaire, sur-tout lorsque le fétus, qui étoit situé un peu plus haut que dans les grossesses précédentes, se remuoit avec vivacité. Arrivée au terme de l'Accouchement, elle sentit de grandes douleurs, & son enfant se remua plus que de coutume, ce qui lui fit espérer qu'elle accoucheroit bien-tôt : ses espérances furent vaines ; car outre que ces mouvemens se faisoient sentir dans un lieu extraordinaire, il n'y avoit aucune préparation du côté de l'orifice de la matrice qui annonçât un Accouchement prochain : dès-lors l'enfant cessa de se mouvoir, & la mère commença à se mieux porter.

Après le dixième mois, les menstrues, qui avoient été supprimées depuis le commencement de la grossesse, reparurent, & la mère ne sentit plus mouvoir l'enfant, mais seulement un poids très-lourd, & sur-tout vers le dix-huitième mois, auquel tems elle se trouva si incommodée, qu'elle fut obligée de garder le lit. Peu de tems après elle commença à se plaindre d'une grande douleur aux parties voisines du nombril, & cette douleur fut suivie d'un ulcère fongueux dans cette région. Plusieurs Consultations furent faites, tant de Médecins que de Chirurgiens, dont les avis se trouvèrent partagés, les uns vou-

lant que le fétus fût dans la matrice, & les autres le niant.

Il y avoit vingt-un mois que
la groſſeſſe avoit commencé, lorſque *Cyprianus* fut appellé à Louvarde, où il ſe rendit avec les
premiers Médecin, & Chirurgien
du Prince de Naſſau. Dès qu'il
eût vû la malade, conſidéré les
circonſtances de ſon état, & ſçu
tout ce qui avoit précédé, il aſ-
fura qu'elle portoit un enfant mort.
On découvrit par le toucher une
dureté conſidérable au bas de
l'ulcère voiſin du nombril, lequel
ulcère étant fongueux, donna facilement entrée à une ſonde, au
moyen de laquelle la dureté fut
reconnue être un os. *Cyprianus*
ayant introduit dans l'ouverture
le petit doigt, jugea que c'étoit
un des pariétaux de l'enfant, ce
qui l'ayant enhardi, il ſe détermina à faire l'opération néceſſaire,
malgré la grande foibleſſe de la
malade.

Aᵞant fait porter le lit au milieu de la chambre , il commença par introduire le doigt dans l'endroit où il avoit senti un des pariétaux , & conduisant sur ce doigt une branche de cizeaux , il fit une incision aussi grande qu'il fut possible : elle comprenoit non-seulement les tégumens, mais aussi les muscles , le péritoine , & enfin la poche dans laquelle le fétus fut trouvé avec son cordon , & son placenta , qui étoit très-mince , & dont une portion étoit même consumée.

Cyprianus ayant reconnu que cette poche étoit continuë à la partie latérale droite de la matrice , ne douta pas que ce ne fût la trompe de ce côté , d'autant plus qu'on a beaucoup d'exemples de fétus trouvés dans ce conduit. Ayant retiré le fétus avec son placenta , & enlevé en même-tems , au moyen d'une éponge trempée dans de l'eau tiède , toute la mucofité & le fang qui s'y trouvoient épanchés , il ne s'occupa plus que de la réunion de la playe , qui avoit environ un pied de longueur : il fit quatre points de future enchevillée , qui fe trouvoient également diftans les uns des autres , & comprenoient le péritoine , & toute l'épaiffeur des mufcles & de la peau. *Cyprianus* crût devoir laiffer à la partie inférieure de la playe , une ouverture pour l'écoulement des matières qui viendroient de l'intérieur , & dans laquelle il mettoit une petite tente très-molette , qui ne s'oppofoit point à l'écoulement de ces matières. Enfin , au moyen d'un régime convenable , & des attentions néceffaires en pareil cas , la femme fut parfaitement rétablie au bout de trois mois , & continua à fe bien porter ; enforte que neuf mois après fon retabliffement , elle devint enceinte , & accoucha heureufement d'une fille , & l'année suivante d'un garçon & d'une fille jumeaux.

Seconde Observation.

Au mois de Mars de l'année 1702, M. Caſſini * donna avis à l'Académie Royale des Sciences, qu'une femme, ſans avoir eu aucun ſigne apparent de groſſeſſe, avoit vuidé par le ſiège pluſieurs os, qui ſembloient être ceux d'un fétus. M. *Littre* chargé de vérifier un fait ſi ſingulier, ſe tranſporta chez la malade : il trouva au lit une femme âgée de trente-deux ans, autrefois fort graſſe, alors horriblement décharnée, & très-foible. Il apprit qu'il y avoit douze ans qu'elle étoit mariée ; que pendant les ſix premières années de ſon mariage elle avoit eu

---

*Mém. de l'Académie Royale des Sciences, 1702.

trois enfans ; que dans les trois
fuivantes , elle avoit fait quatre fauffes couches ; que vers le
quinze du mois d'Août de
l'année précédente , elle avoit
fenti une douleur aiguë à la hanche droite ; que cette douleur,
qui a diminué quelque tems
après , avoit entièrement ceffé au
bout de cinq femaines ; qu'au commencement du mois de Novembre de la même année , la malade
avoit encore fenti fous le foye ,
une douleur accompagnée d'un
grand étouffement ; & qu'en appuyant fur cet endroit , on y avoit
remarqué une tumeur ronde , &
groffe comme les deux poings ;
qu'environ deux mois après , cette
tumeur étant tombée dans le côté
droit du baffin de l'hypogaftre , la
douleur & l'étouffement avoient
ceffé fur le champ ; que huit jours
après , la douleur de la hanche
étoit revenue avec plus de violence que la première fois , &
qu'enfin

qu'enfin la femme avoit des hémorrhoïdes intérieures & extérieures, une difficulté d'uriner, d'aller à la selle, & une impuissance de marcher, principalement du côté droit.

Vers la fin du mois de Décembre suivant, il lui prit une fièvre, qui dura quatre mois sans relâche, avec plusieurs redoublemens, la plûpart précèdés de frisson ; elle avoit une aversion pour toute sorte d'alimens, des défaillances, des hoquets, des vomissemens de sang, & un cours de ventre purulent ou sanglant, qui entraînoit des os, des chairs pourries, des cheveux, &c. Tout cela étoit suivi d'épreintes, de coliques cruelles, de toux, de crachement de sang, d'insomnies continuelles, & de douleurs insupportables dans toutes les parties du corps, jusque dans la moëlle des os.

M. *Littre* apprit aussi que cette femme avoit commencé à rendre

des os les premiers jours du mois
de Mars de l'année précédente ,
à la suite de grands efforts , pour
aller à la selle. Le premier os qui
parut , fut celui d'un bras d'un fétus , dépouillé de ses chairs , qu'on
lui tira avec beaucoup de peine
du gros boyau , où il sétoit engagé. Cet os fut suivi pendant
quelques jours de quelques autres,
mais plus petits , avec des matières épaisses, purulentes, & d'une
odeur cadavéreuse.

L'on reconnut que ces os étoient
ceux d'un fétus d'environ six mois,
& ayant demandé à la femme de
combien elle croyoit être enceinte ; elle répondit qu'elle n'en sça-
voit rien , qu'elle n'avoit pas même
eu aucun soupçon de l'être , parce
que ses règles ne lui avoient pas
manqué depuis sa dernière couche ; que son ventre n'étoit pas
grossi considérablement ; qu'elle
n'avoit point senti remuer l'enfant
comme dans les grossesses pré-

cédentes ; que ſon ſein n'étoit pas devenu plus gros , & qu'il n'y a-voit point paru de lait , & qu'en-fin elle ne ſe ſouvenoit pas d'avoir eu aucune des incommodités qu'-elle avoit reſſenties dans ſes pre-mières groſſeſſes.

Cependant quelques jours après, on la fit ſouvenir qu'au mois de May 1701 , elle avoit eu une forte envie de manger du maquereau , qu'elle n'avoit pû ſatisfaire à cauſe de la cherté. On la fit encore ſou-venir que dans le même tems elle avoit été dégoûtée des alimens ordinaires , & qu'elle avoit eu des maux de cœur. Or , de fortes en-vies de manger des alimens, dont elle n'uſoit que rarement , les dé-goûts , les maux de cœur , étant des ſignes de groſſeſſe , on peut conclure, dit M. *Littre* , que cette femme étoit devenue enceinte dans ce tems-là , d'autant plus que la grandeur des os du fétus, marquoit la même choſe.

M. *Littre* ayant touché la femme, trouva la matrice dans son état naturel, rien n'en étant sorti durant le cours de la grossesse, que ce qui sort dans le tems réglé chez les femmes saines, & qui ne sont point enceintes.

Le fondement étoit bordé en-dehors d'hémorroïdes noires & ulcérées, & son ouverture étoit si rétrécie par ces hémorroïdes, & par une dureté qui en occupoit toute la circonférence, qu'il ne pût introduire deux doigts à la fois dans le *rectum*, sans de grands efforts, qui firent tomber la femme en foiblesse.

Cet intestin se trouvoit ulcéré intérieurement en plusieurs en-droits, & percé d'un trou de la largeur d'environ un pouce & de-mi, autant qu'il fut permis d'en juger par le doigt. L'ouverture étoit située du côté droit à la par-tie postérieure du boyau, & à deux pouces au-dessus du fonde-

ment , où à peine le doigt indice
pouvoit atteindre. Alors il n'y eut
plus lieu de douter du chemin
que les os, & les autres matières
étrangères rendues par le siège ,
avoient pris.

M. *Littre* , examinant avec le
doigt la playe , ou le trou du
boyau, sentit la tête d'un fétus ,
qui étoit si fortement appliquée
contre cette ouverture , qu'il ne
put la déranger , & la face qu'il
présentoit , fermoit si exactement
le trou , que la malade depuis trois
jours ne rendoit par le siège , aucune des matières extraordinaires
qui en sortoient auparavant. Cet
habile Médecin crût ne devoir faire
l'extraction de cette tête , qu'après
avoir rétabli les forces de la femme , qui se trouvoit trop affoiblie ;
ce qu'il fit par l'usage des bons
consommés , des œufs frais , de la
gelée, du vin d'Alicant , &c. après
quoi il en tenta l'extraction , en
détachant d'abord la peau de la

face, & enfuite les petits os des mâchoires : à l'égard des grands os du crânes, tels que les pariétaux & les deux portions du coronal, comme leur volume ne permet-toit pas de traverfer l'ouverture latérale de l'inteftin, il crût devoir les divifer en plufieurs pièces, au moyen des pincettes courbes & tranchantes, & il travailla enfuite à réparer les altérations confidé-rables de l'inteftin, & des parties voifines, ce qu'il fit par l'ufage des injections déterfives, & autres re-mèdes convenables. L'ufage de tous ces différens moyens, pru-demment employés pendant plu-fieurs mois, fut fuivi d'un fuccès des plus heureux, & la malade, quelque temps après le traitement, jouit d'une parfaite fanté.

Les différentes circonftances qui avoient accompagné cette groffeffe particulière, ne permi-rent pas à M. *Littre* de croire que le fétus eût été contenu dans la

matrice, d'autant plus que la femme avoit été très-bien réglée pendant tout ce tems-là ; qu'il n'y avoit
eu durant le traitement aucun é-
coulement de matière étrangère
par l'oriſice de ce viſcère. Il ſe
perſuada donc que le fétus avoit
été contenu dans une des trompes
ou dans l'ovaire, & il le crut d'autant plus aiſément, qu'il avoit vu
deux exemples particuliers de
fétus, trouvés dans l'un & dans
l'autre. Or les membranes de ces
parties, dit M. *Littre*, n'ayant
pas de vaiſſeaux conſidérables,
& en aſſez grand nombre, le fétus a dû manquer de ſuc nourri-
cier, ce qui lui a occaſionné des
mouvemens convulſifs, qui ont
donné lieu à la rupture de la poche, où il étoit renfermé, à quoi
ont pû contribuer auſſi les efforts
de la mère, tant pour vomir, que
pour aller à la ſelle : efforts cau-
ſés par la violence des remèdes
dont la femme faiſoit uſage, &

cette poche étant rompue , le fétus a dû tomber dans la capacité
de l'hypogaftre , où étant mort
peu de tems après , il contracta
la pourriture dont il a été fait mention , & qu'il communiqua aux
parties voifines.

Obfervations très-rares.

Les Obfervations fuivantes feront voir que des fétus morts depuis long-tems dans le corps de
leur mère , y ont refté fans fe corrompre , & fans que la mère , pendant ce tems-là , fe trouvât fort
incommodée.

Entre plufieurs exemples de ces
faits finguliers , le plus récent eft
celui de l'enfant de Joigny , petite
ville de Bourgogne , qui a été
trente ans dans le ventre de fa
mère. La relation de ce fait extraordinaire fut envoyée à l'Académie Royale des Sciences , par
Meffieurs *Bourdois* & *Chomereau* ,

Médecins de cette ville: elle est conçue en ces termes.

Une pauvre Blanchisseuse de la ville de Troyes, mariée depuis quatre ans, & qui avoit fait une fausse couche dans les premières années de son mariage, devint grosse une seconde fois. Au terme ordinaire, elle eut les douleurs & les signes qui annoncent un accouchement naturel très-prochain. Ces signes se soutinrent dans le même état pendant deux jours: alors on remarqua que la matrice étoit vuide, quoique l'enfant remuât dans le corps de la mère avec plus de force, & de facilité qu'auparavant. Dans le courant du mois suivant, la femme eût quelques douleurs vives, mais passagères, & tomba dans un état de foiblesse & d'affaissement, qui fit craindre pour sa vie: elle s'en remit cependant peu-à-peu, & au bout de huit mois, elle reprit les pénibles fonctions de sa profession elle a vêcu dans cette situation pendant trente années , dont elle a passé les cinq dernières à Joigny , toujours grosse , n'ayant depuis son accident cessé d'être réglée , & eu du lait dans son sein. Enfin , le 22 Juillet 1747 , elle mourut à l'Hôtel-Dieu de Joigny d'une fluxion de poitrine , âgée d'environ soixante & un an.

A l'ouverture du cadavre , on trouva dans le bas-ventre une masse ovale , grosse comme la tête d'un homme , attachée au fond de la matrice , & qui sembloit sortir de la trompe droite. L'on ouvrit cette masse , qui péfoit près de huit livres , on y découvrit un enfant , parfaitement conservé , sans être environné d'aucune liqueur. La peau de cet enfant étoit fort épaisse : il avoit des cheveux , & deux dents incisives prêtes à percer , à chaque mâchoire. L'enveloppe étoit en partie osseuse , & en partie cartilagineuse; elle avoit

préfque partout deux lignes d'é-
paiſſeur , & quatre dans la partie
contiguë à l'arrière-faix , lequel
avoit la même conſiſtance. Sa ſur-
face externe étoit garnie de petites éminences graveleuſes , &
l'interne étoit comme moulée ſur
les parties de l'enfant qu'elle em-
braſſoit étroitement. Une ouverture dans l'arrière-faix ſembloit dé-
ſigner l'inſertion du cordon ombilical , qui étoit deſſéché à un
travers de doigt du nombril , comme ſi l'on y eût fait une ligature ;
d'ailleurs , toutes les parties de la
mère , & notamment la matrice
étoit très-ſaine , & dans l'état naturel. Cet enfant a été montré à
l'Académie des Sciences , par le
Chirurgien de l'Hôtel - Dieu de
Joigny. M. *Morand* * , qui fut
chargé de l'examen de ce fait ſingulier , en a trouvé par ſes recher-

---

* Mémoire de l'Académie Royale des Sciences , 1748.

ches plusieurs semblables dans les Auteurs ; il se borne néanmoins à l'histoire de trois seulement, qui ont paru les mieux constatés ; sçavoir, l'enfant de Leinzelle, en Souabe, en 1720 ; l'enfant de Toulouse, en 1678, & celui de Sens, en 1582.

L'enfant de Léinzelle a été vû à l'Académie Royale de Chirurgie. M. le Duc de Wirtemberg, qui le garde dans son Cabinet, avoit permis à son Premier Chirurgien de l'envoyer à Paris. Cet enfant à resté quarante-six ans dans le corps de sa mère, laquelle a vécu quatre-vingt-seize ans : il étoit renfermé dans une espèce de boëte grosse comme une espèce de boule à jouer aux quilles, cartilagineuse dans l'endroit par où elle tenoit à la matrice, & si dure ailleurs, qu'elle soutint les coups de hâche avec laquelle elle fut ouverte.

La mère sentit les douleurs de l'enfantement pendant sept semaines, après quoi elle ſe porta bien, à ſon fardeau près; cependant elle eût depuis deux couches heureuſes, & les enfans ont vécu. Le volume de ſon ventre étant toujours le même, & lui cauſant quelques incommodités, lorſqu'elle ſe donnoit certains mouvemens: elle aſſura toujours qu'elle étoit reſtée groſſe de ſon premier enfant.

Celui de Toulouſe a reſté vingt-ſix ans dans le ventre de ſa mère, qui eut du lait dans le ſein, & quelques ſymptômes pareils à ceux de l'Accouchement pendant deux mois, avec des douleurs aſſez vives pendant trois, au bout duquel tems, elle reprit un peu ſes forces, & conſerva juſqu'à la mort la même groſſeur, ſe plaignant toujours du poids qui l'incommodoit, & quelquefois de douleurs, comme pour accoucher.

L'enfant de Sens à reſté vingt-huit ans dans le ventre de ſa mère.

Il fut placé en 1659, dans le cabinet des curiosités de Fréderic,
troisième Roy de Dannemarck.
Des quatre Enfans dont je viens
de parler, les deux premiers, celui de Joigny & celui de Souabe,
ont été formés dans la trompe, &
les deux autres, celui de Sens &
de Toulouse, l'ont été dans la
matrice.

Le fétus de Sens étoit ramassé
en boule, ayant les extrémités du
corps pliées de manière à favoriser l'arrondissement de la masse,
les tégumens fort durs, les doigts
des pieds comme pétrifiés, & si
serrés, qu'ils représentoient l'ouvrage d'un Statuaire, qui les auroit imités avec son ciseau.

Le fétus de Toulouse étoit sorti
de la matrice, ouverte dans son
fond, & cette ouverture se trouvoit comme bouchée par un corps
pierreux, contigu à la poche qui
contenoit le fétus.

En examinant l'histoire de ces

enfans, si l'on fait attention à l'é-
tat de leurs mères pendant la
grossesse, on n'y voit aucun symp-
tôme particulier, qui ait pû donner lieu de prédire l'événement
dont il est question. Ces Enfans
ont été portés vivans jusqu'au terme, ou à-peu-près, de neuf mois;
alors on a observé que ces mères
ont éprouvé différens accidens,
depuis que le tems ordinaire de
l'accouchement fut passé, jusqu'à
celui où la nature travailla à fa-
çonner le fétus, de manière à ne
point nuire à sa mère, jusqu'à la
mort, causée par des accidens tout-
à fait indépendans de cette circonstance.

On lit dans la Bibliothéque
Italique, année 1728, tome 1,
une Observation sur un fétus
qui a resté près de quinze ans
dans le ventre, & été trouvé hors
de la matrice, & renfermé dans
ses membranes, sans être corrom-
pu, ni desséché; mais gras, frais,

& plein de ſuc, quoique la mère fut morte de la maladie vénérienne.

Obſervations ſur la membrane Hymen.

L'on a dit que dans les Filles, qui n'avoient permis dans le vagin, l'introduction d'aucun corps capable d'y faire violence, on trouvoit, pour l'ordinaire à ſon orifice un cercle charnu & membraneux, parſemé de vaiſſeaux capillaires ſanguins. Ce cercle a une ouverture pour l'écoulement des menſtrues ; elle eſt ſi petite dans le premier âge qu'à peine un petit pois pourroit la traverſer ; elle ſe dilate dans la ſuite peu à peu, enſorte que dans les adultes, elle pourroit admettre l'extrémité du petit doigt. Les Anciens l'ont nommé *Hymen* ; ſon intégrité a été regardée, comme un témoignage certain de la virginité, & l'on a appellé *Fleur de virginité*, l'écou-

lement

lement ſanguin qui accompagne la diviſion de ce cercle , ou pour mieux dire, celle des vaiſſeaux qui s'y diſtribuent , occaſionnée par la partie du mâle, dont on a cru l intromiſſion néceſſaire pour la génération ; mais depuis que l'expérience a fait voir que la génération a eu lieu , ſans que l'on pût ſoupçonner aucune intromiſſion , vû l'extrême rétréciſſement du vagin, l'on a ceſſé de regarder l'intégrité de ce cercle , comme une preuve abſolue de la ſageſſe d'une fille , mais ſeulemenr comme une préſomption avantageuſe pour celle en qui elle ſe rencontre.

On lit dans l'Hiſtoire de l'Académie Royale des Sciences , année 1748 , qu'une Femme de Breſt avoit le vagin ſi étroit , qu'à peine il permettoit l'enrrée d'un tuyau de plume. Malgré cette diſpoſition , elle devint enceinte & accoucha heureuſement après trois heures de travail , d'un enfant fort

& puiſſant. On trouve un ſem=
blable cas dans l'Hiſtoire de la
même Académie , année 1712 ,
avec cette différence ſeulement
que dans ce dernier , le vagin commença à ſe dilater dès le cinquième
mois , au lieu que dans la femme
de Breſt , la dilatation ne ſe fit
qu'au moment des plus fortes douleurs , & qu'il fallut forcer les
voyes par le moyen du doigt.

On lit dans l'Anthropographie
de *Riolan* , Livre II. chapitre 35.
page 197 , qu'une femme par les
cicatrices qu'avoient produites les
playes des parties extérieures de
la génération dans un Accouchement laborieux , n'avoit au-dehors
qu'une ouverture à permettre l'entrée d'un ſtilet : malgré cette diſpoſition elle devint enceinte , &
accoucha par les ſecours de l'Art.
On lit dans le même endroit qu'u-
ne femme , regardée comme imperforée , ayant accuſé ſon mari
d'impuiſſance , le Juge ordonna

la visite dans laquelle , à son grand
étonnement , elle fut trouvée enceinte.

On rencontre quelquefois à l'entrée du vagin , au lieu de cercle
ou de caruncules myrthiformes ,
une membrane assez forte qui ferme exactement ce conduit : cette
membrane est contre nature , aussi
est-on obligé de la diviser pour
procurer l'écoulement des menstrues , dont la rétention pourroit
causer des accidens très-fâcheux.

M. *Saviard* , ancien Chirurgien de l'Hôtel-Dieu de Paris ,
dit , dans la quatrième de ses Observations, qu'une fille imperforée
parvenue au tems de ses écoule-
mens périodiques , se trouvant très-
incommodée d'une pésanteur sous
les os pubis , se détermina à l'o-
pération que l'on jugea nécessaire ,
elle fut faite avec une lancette à
abscès , que l'on plongea dans la
tumeur qui se faisoit appercevoir
à l'entrée du vagin : il en sortit

deux pintes de sang , qui avoit la
consistance de lie de vin , & une
odeur très-fétide , ce qui engagea
le Chirurgien à mettre en usage
pendant trois semaines des injections détersives, auxquelles il fit
succéder les desiccatives , qui ter-
minèrent la guérison.

Cette membrane a donné lieu
à des méprises considérables. On
lit dans *A. Paré* , Livre XXIV.
Chapitre 50. qu'une fille fut dé-
clarée enceinte par des Matrones,
à cause du gonflement considérable du ventre , & de la tension
de la matrice , que produisoit un
amas considérable de sang mens-
truel ; mais cette prétendue grossesse disparut , lorsqu'on eut inci-
sé la membrane , & que le sang
dont la quantité étoit de huit livres,
se fut écoulé.

Si les Matrones nommées pour
juger de l'état de cette fille, avoient
bien connu la disposition naturelle
des parties extérieures de la géné-

ration, elles ne ſeroient point tombées dans une faute auſſi groſſière.
Eh, à quelles erreurs ne ſont point
expoſées les ignorantes qui ſont
obligées de porter leur jugement
ſur des filles ſoupçonnées d'avoir
été déflorées.

Le terme de neuf mois n'eſt pas aſ-
ſuré, mais ſeulement le plus or-
dinaire, l'Accouchement pou-
vant être retardé & aller au-
delà de ce terme

M. *de la Motte* n'adopte point le
ſentiment reçu des Auteurs au ſujet
du terme de neuf mois complets.
M. *Mauriceau* dit qu'un jour de plus
ou de moins cauſe toujours quelque choſe d'extraordinaire dans
l'Accouchement ; mais M. *de la*
Motte, aſſure qu'entre pluſieurs
milliers d'Accouchemens, il n'en a
trouvé que deux, ſur leſquels il
ait pû compter juſte pour le terme
de neuf mois, il ajoute n'avoir ja-

mais remarqué que quelques jours de plus ou de moins fussent d'aucune conséquence au terme de la grossesse. Un enfant, dit-il, doit être censé né à terme, lorsqu'il est en état de se conserver la vie & de prendre le mammelon de la nourrice, en quelque tems que la mere accouche, soit que ce soit au septième, au huitième, au neuvième, dixième, onzième, douzième, & même au treizième mois : on ne doit point regarder ces Acouchemens avancés ou retardés, comme l'effet de quelque accident particulier, mais plutôt comme le produit d'une nourriture plus ou moins abondante que le fétus a prise dans le commencement de la grossesse pour son entière formation, & qui le met en état de faire sur les parois de la matrice, des irritations plus ou moins fortes, capables de la mettre en conraction, c'est-à-dire, de procurer un resserrement, qui produise la sortie du fétus ou l'Accouchement.

OBSERVATION.

Sur un moyen peu usité de rappeller à la vie un enfant nouveau né qui sembloit en être privé, pour avoir eu le cordon ombilical long-tems comprimé.

ON lit dans le second volume du Traité des Accouchemens de M. *Smellié*, Docteur en Médecine, Recueil 22, Observation II. que cet habile Accoucheur Anglois, après avoir donné ses soins à une femme dans un accouchement contre nature, il jugea par le défaut de battement des artères du cordon ombilical, qui avoit été long-tems comprimé, que l'enfant étoit dans un péril imminent de perdre la vie. Les

secours ordinaires employés en
pareils cas , & dont on a fait mention , page 79 , ayant été inutiles ,
il imagina de faire passer de l'air
dans le poumon , au moyen de la
sonde à femme , qu'il mit dans la
bouche. A peine l'air y fut il introduit que l'enfant se mit à bailler ,
& ce secours répété par intervalle
le fit revenir entièrement.

Sur un nouveau moyen de remédier
aux accidens produits par le se-
jour de quelques portions du pla-
centa restées dans la matrice.

On trouve dans le troisième volume des Mémoires de l'Académie Royale de Chirurgie , année
1757, un moyen, imaginé par M.
Recolin , membre de cette Académie , pour prévenir , ou faire
cesser les accidens fâcheux qui
proviennent de l'altération de
quelque portion du placenta, restée dans la matrice. Ce moyen ,
qui

qui a été employé plusieurs fois a-
vec un heureux succès, consiste dans
l'usage répété des injections d'eau
tiède, faites dans la matrice même,
au moyen d'une seringue à femme,
dont le tuiau sera dirigé, comme
il convient, pour être porté dans
la cavité de ce viscère. On conçoit aisément que l'eau pénétrant
la substance de ces portions du
placenta, les met comme en dis-
solution, ce qui en facilite la sortie, qui est déterminée d'ailleurs
par les chocs réitérés de l'eau pous-
sée à chaque injection.

REMARQUES

Touchant l'expérience qu'on a cou-
tume de faire sur le poumon d'un
Enfant, pour juger si la mère
accusée de l'avoir détruit, est
coupable, ou non.

Quoique l'expérience du poumon jetté dans l'eau semble
être décisive, comme il est dit,
page 26, pour absoudre ou con-

damner une mère accusée d'avoir détruit son enfant ; cependant il est prouvé par plusieurs faits que cette expérience ne montre pas infailliblement que l'enfant soit né mort, ou s'il a vêcu quelque tems après sa naissance.

L'on a observé que les poumons d'un enfant mort dans le sein de sa mère, nagent quelquefois sur l'eau ; ce qui arrive si, dès qu'il est né, on lui soufle dans la bouche, ainsi que le pratiquent quelques Sages-Femmes, quand elles doutent de sa vie. Cela arrive encore lorsque l'enfant est mort long-tems avant de naître, la pourriture produisant dans les poumons une raréfaction qui les fait surnager, comme on voit dans les rivières des gens noyés flotter sur l'eau après avoir été long-tems au fond.

Quoique l'enfant soit né vivant, ses poumons ne laissent pas quelquefois que d'aller au fond ; cela arrive, lorsque l'enfant, quoiqu'il ſoit né, ne reſpire point & meurt dans cet état : car c'eſt une erreur de croire que l'enfant ne puiſſe vivre quelque tems ſans reſpirer. On en voit qui d'abord qu'ils ont reçu le jour, n'ont ni ſentiment, ni reſpiration, & qui étant rechauffés par les ſecours ordinaires, commencent à attirer l'air & à crier. D'ailleurs, on en a vû qui ſont nés, étant encore dans leurs enveloppes. Or il eſt certain que l'enfant ne reſpire point tandis qu'il eſt ainſi enfermé.

Ouverkamp, dans ſon *Œconomie animale*, dit, que quelquefois les poumons d'un enfant, mort avant ſa naiſſance nagent ſur l'eau, parce qu'à la faveur des efforts de l'Accouchement, & de la rupture de ſes enveloppes, il reſpire avant que de mourir. L'Auteur ajoûte qu'il a fait cette obſervation ſur quatre enfans nés de la même mère en différens tems.

Il arrive quelquefois que de pluſieurs morceaux qu'on a coupé au poumon d'un enfant qui aura vêcu , les uns enfonceront dans l'eau , & les autres surnageront ; ce qui vient de ce qu'aussi-tôt que l'enfant est né , toutes les parties du poumon ne se remplissent pas d'air également , parce qu'il faut aux unes plus de tems pour l'admettre , & aux autres moins.

L'on a vu un enfant qui ayant poussé quelques cris après sa naissance , & par conséquent ayant respiré , fut mis en terre quoique vivant , d'où étant retiré , ses poumons enfoncèrent dans l'eau comme une pierre.

Il résulte de ces faits que si d'après l'expérience des poumons, l'on ne peut tirer une conséquence absolument décisive , elle fournit du moins des motifs très-forts pour engager les Juges à examiner soigneusement la conduite de la mère , qu'on accuseroit d'avoir tué son enfant, sur le corps duquel un Chirurgien éclairé , & attentif, pourra d'ailleurs discerner les causes violentes de sa mort.

ABREGÉ

ABRÉGÉ
DE L'ART
DES ACCOUCHEMENS.

CHAPITRE PREMIER.

*Des qualités requises aux Femmes,
qui se destinent à l'Art des
Accouchemens.*

PÉNÉTRÉES de notre re-
ligion, nous ne devons pas
ignorer qu'elle nous oblige à exercer avec honneur l'état
que nous avons choisi ; mais puisque dans quelque profession que
ce soit, l'on doit y faire de bonnes
œuvres, nous n'aurons là-dessus
rien à nous reprocher, si nous pra-

A

tiquons celles que notre Art nous
met à portée de faire par nos veil-
les, & nos soins pour les pauvres
femmes, qui ont besoin de notre
secours. Nous satisfaisons au com-
mandement d'aimer Dieu dans ses
membres, & nous devons nous em-
presser de les soulager, & de leur
donner même la préférence sur
celles qui par leurs richesses sont
moins exposées à périr faute de
soin. Ainsi ne faisons point acheter
à ces pauvres malheureuses nos
services, en les obligeant de mauvaise grace, & avec un air dur.
Ne nous impatientons pas de la
longueur de leur travail; rassurons-
les sur la crainte qu'elles ont souvent que nous ne les abandonnions
pour aller secourir celles qui sont
plus fortunées. C'est une allarme
qui augmente leur peine; elles ne
sentent que trop, que ce n'est point
l'intérêt qui nous fixe auprès d'elles, n'attendant que de notre charité les secours qui leur sont né-

cessaires. Calmons leurs inquiétu-
des, compatiffons à leur fituation ;
c'eft le feul moyen de les confoler :
fouffrons mille incommodités , &
tous les dégoûts, que l'on trouve
dans leurs chaumières ; la récom-
penfe que Dieu y a attachée , doit
nous donner la force & le courage
de les fupporter. Gardons-nous
bien, ce que je n'ai vû que trop
fouvent, les femmes étant dans les
dernières douleurs , & l'enfant au
paffage, de les abandonner inhu-
mainement pour courir au fecours
de quelqu'autre plus en état de
payer nos foins ; c'eft un crime af-
freux fans doute. Mais de quel
nom pourrois-je caractérifer ceux
qui pour ne pas abandonner la
femme, & pour s'en débarraffer
promptement, accélèrent l'accouchement & violentent la mère &
l'enfant, fans rougir d'être la caufe
de la mort prochaine de deux infor-
tunés, que leur obfcurité empêche
de regretter. Mais que faifons nous?

A ij

ignorons-nous que ces deux victimes étoient chères aux yeux de
Dieu, utiles à leur famille, & nécessaires à l'état ? c'étoit un dépôt
qui nous avoit été confié. Pou-
vons-nous, en les sacrifiant à un
vil intérêt, ne pas trembler sur le
compte exact que nous en rendrons
un jour à celui qui leur avoit donné l'être.

On commet un autre crime, dont
on cherche vainement à se justifier
par des sophismes auxquels on donne l'apparence de la vertu, on re-
fuse tout secours à une fille qui à
cessé de l'être, & qui donne les
marques de maternité, on l'aban-
donne, on la réduit au désespoir ;
on la détermine souvent, faute de
confiance & de consolation, à donner la mort à un innocent, que le
crime de sa mère ne doit pas rendre indigne de nos soins. Il semble que dans les petits endroits,
ces bonnes gens se croyent des
élus du ciel, pour ne rien laisser à

la vengeance divine, s'imaginant
que c'eſt participer au crime, que
de ſoulager les criminels ; mais le
zèle, la charité, & la prudence
qui animent les femmes qui ſe deſ-
tinent à l'Art des Accouchemens,
doivent leur faire mépriſer des pré-
jugés ſi contraires à la religion, &
à l'humanité, & les porter à donner
à ces infortunées tous les ſecours
que leur ſituation exige.

Il devroit être inutile de recom-
mander aux femmes de ne jamais
ſe prendre de vin ; mais les Accoucheuſes ſont obligées d'y faire
plus d'attention que d'autres, ſe
trouvant dans le cas d'être appellées à toute heure, & d'avoir la
tête ſaine, afin de ne point expo-
ſer la mère ni l'enfant à quelque
danger. Mais ſi les bonnes mœurs
ſont néceſſaires à la femme qui ſe
deſtine à l'art des Accouchemens,
pour ſe concilier l'eſtime de celles
qui auront beſoin de ſon miniſtère,
il lui eſt eſſentiel auſſi, pour méri-

A iij

ter leur confiance , & pour n'avoir
rien à se reprocher sur les mauvais
succès qui pourroient lui arriver
dans le cours de sa pratique , de
s'instruire des choses essentielles à
sa profession , c'est-à-dire , de connoître les parties du corps humain ,
ou du moins celles qui ont rapport
à l'accouchement , & d'avoir une
connoissance suffisante , tant de la
théorie que de la pratique de son
Art , ce qu'elle pourra acquérir ,
1°. par la lecture réfléchie des bons
Livres , qui en renferment les préceptes ; 2°. en voyant travailler
des personnes habiles ; 3°. en s'e-
xerçant soi-même , & enfin en
assistant , autant qu'il lui sera possible , aux dissections anatomi-
ques.

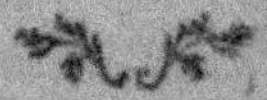

CHAPITRE II.

De la Matrice.

LA matrice, que l'on sçait être l'organe principal de la génération, est un viscère creux, situé au bas du ventre, dans cette cavité qu'on nomme le bassin, entre la vessie, qui est placée en devant, & l'intestin *rectum*, vulgairement appellé le gros boyau, qui est par derriere ; l'un & l'autre lui servent comme de coussin, & la garantissent des impressions auxquelles elle se trouve exposée de la part des os voisins. Ces os lui servent de rempart dans les accidens auxquels la femme est exposée ; tels que sont les chûtes, les coups, &c.

Le bassin est fait par deux grands os, dits innominés, qui s'unissent par devant, & se joignent par der-

A iiij

riere à l'os *sacrum*, qui acheve de
former cette cavité. Chaque os
innominé est composé de trois pièces, qui sont séparées dans les enfans. Ces différentes pièces sont
connues sous les noms d'os *ilium*,
ou d'os des Iles, d'os *ischium*, &
de *pubis*.

Les os des Iles forment les han-
ches ; les deux os pubis, vulgairement appellés os barrés, se joignent par devant, & c'est à ces
deux os que la partie de la femme
répond. L'os *sacrum* est situé au
bas des reins, & forme la partie
postérieure du bassin : il est joint
à un autre os, qui se termine en
pointe ; on le nomme coccyx, &
vulgairement le croupion. La sou-
plesse des ligamens qui l'attachent
à l'os *sacrum*, lui permet de se porter en arrière, ce qui facilite la
sortie du fétus, & la femme ressent quelquefois dans cet endroit une vive douleur, par l'extension considérable de ces ligamens.

A l'égard des os *ischion* , qui forment la partie inférieure du baffin , en infinuant le doigt indice , dans le conduit appellé vagin , on les fent de chaque côté. L'efpace que ces deux os laiffent entr'eux , eft pour l'ordinaire affez large pour donner à l'enfant la liberté de paffer. Mais lorfque ces os fe trouvent trop rapprochés , c'eft un vice de conformation d'autant plus dangereux pour l'enfant , qu'il n'eft pas poffible de le réparer.

On peut , en touchant la femme , s'affurer s'il n'y a point d'obftacle à l'accouchement , par la difpofition de ces os , fur-tout au premier enfant ; car lorfqu'elle en a déjà eus , & qu'elle en a porté à terme , on ne doit pas craindre que ces os fe foient rapprochés : cependant fi l'enfant étoit monftrueux par fon volume , pour lors le peu d'étendue du petit baffin , rendroit l'accouchement très-difficile , pour ne pas dire impoffible , & ce feroit

vainement, que l'on attendroit que
ces os se séparassent pour laisser un
passage libre à l'enfant, préjugé
dont on ne peut guere faire revenir les Accoucheuses non instruites. Elles attendent avec sécurité
pendant plusieurs jours auprès d'u-
ne femme, que ces os se séparent,
pour faciliter la sortie de l'enfant.
Cette erreur ne cause que trop souvent dans les campagnes la mort
à un nombre infini de femmes, &
d'enfans.

La figure particulière de la matrice, qui approche de celle d'une
poire un peu applatie, tant à sa
partie antérieure qu'à la postérieure, y a fait distinguer un corps
& un col : Elle se trouve attachée
en devant par son col, où sa portion étroite, à la vessie, & par derriere à l'intestin *rectum*; elle est outre
cela attachée aux parties voisines
par quatre ligamens, deux à droite &
deux à gauche : ils sont distingués
en larges & en ronds.

Les ligamens larges ne font que des replis membraneux, qui après avoir couvert la matrice, s'attachent aux régions iliaques & lombaires, où ils se terminent dans le voisinage des reins.

Les ligamens ronds naissent des parties latérales & supérieures de la matrice, descendent vers les ouvertures des muscles du bas-ventre appellées anneaux, par où ils passent, & vont se terminer en se divisant en forme de patte d'oie, à la partie antérieure & supérieure des cuisses.

Les ligamens larges & les ronds servent à assujettir la matrice dans sa situation naturelle, sans s'opposer néanmoins à l'extension considérable qu'elle acquiert pendant la grossesse; les douleurs que les femmes ressentent vers la fin dans les aines & aux cuisses, ont pour cause les tiraillemens que les ligamens ronds reçoivent alors, à mesure que le volume de la matrice augmente.

Quoique la matrice soit retenue de tous les côtés , au moyen de ses ligamens , elle se déplace néanmoins quelquefois , ses ligamens pouvant prêter , & ainsi occasionner ses obliquités , sa chûte & son renversement. Les mouvemens convulsifs dont elle est susceptible, en sont une preuve , puisqu'elle monte & descend alors d'une manière assez sensible.

La matrice est composée d'une substance membraneuse & musculeuse , qui lui permet de se dilater & de se resserrer plus ou moins, suivant le volume de ce qui est renfermé dans sa cavité. Le fond , ou le corps de la matrice , va toujours en diminuant vers son col , qui se termine en formant une espèce de museau de tanche , ou de petit chien, au milieu duquel on remarque une ouverture un peu ovale, laquelle a plus ou moins d'étendue , suivant la disposition ou l'état du sujet , se trouvant plus petite aux filles , & plus grande aux femmes , sur-tout à celles qui ont eu des enfans.

CHAPITRE III.

Du Vagin.

L'Extrémité du col de la matrice est embrassée par un conduit en partie charnu , & en partie membraneux , qui a environ cinq à six pouces de longueur : il est situé obliquement de bas en haut. Ce conduit , appellé vagin , est capable de se dilater & de se resserrer. L'orifice de la matrice , qui répond dans ce conduit , laisse couler en certains tems les menstrues, ou règles , & reçoit aussi dans les approches la semence du mâle pour la génération. Cette ouverture est capable d'une grande dilatation, puisqu'elle permet la sortie du fétus , & du placenta , &c.

On la nomme assez communément l'orifice interne de la matrice.

L'entrée du vagin, ou son ouverture extérieure, a beaucoup plus d'étendue dans les femmes qui ont eu beaucoup d'enfans, que dans celles qui n'en ont point eu, ou qui en ont eu seulement un ou deux. Cette ouverture est assez étroite dans les filles ; elle y est fermée en partie par un cercle charnu & membraneux. C'est ce cercle que l'on nomme hymen. Au lieu de ce cercle, on rencontre dans les femmes qui ont été mères, & même dans celles qui ne l'ont pas été, mais qui ont souffert les approches du mâle, trois ou quatre boutons charnus, connus sous le nom de caroncules myrthiformes, qui sont formés par le déchirement que le cercle ou l'hymen a souffert dans les approches ou dans l'introduction un peu forcée de quelque corps dans ce conduit, d'où l'on doit conclure que si l'intégrité de ce cercle dans une fille n'eſt pas une preuve abſolue de ſa ſageſſe, elle doit du moins faire préſumer avantageuſement pour la fille, en qui elle ſe trouve.

Le vagin eſt joint à deux autres conduits, l'un placé en devant, & l'autre ſitué en arriere. L'ouverture de celui-ci appellée anus, répond à l'inteſtin *rectum*. Le conduit antérieur, nommé urèthre, eſt la continuation du col de la veſſie, ſituée immédiatement derriere les os pubis. L'orifice de ce conduit connu ſous le nom de *méat urinaire*, donne iſſue à l'urine que la veſſie fournit.

L'on ſçait que pour découvrir l'entrée du vagin, & l'ouverture de l'urèthre, il faut écarter deux replis formés par la peau, qu'on nomme les grandes lèvres, pour les diſtinguer de deux autres qui ont moins d'étendue, & qu'on appelle les petites lèvres, ou les nymphes. Celles-ci ſe portent

obliquement de bas en haut , pour
aller s'unir l'une à l'autre ; immédiatement au-deſſous de leur union
ſe voit une éminence charnue , qui
a quelque rapport à un grain de
groſeille. On la nomme le gland
du clitoris , qui eſt un corps caché
ſous la peau , attaché aux os pubis ,
& dont la ſtructure eſt preſque la
même que celle de la partie de
l'homme. Au-deſſous du gland du
clitoris , ſe découvre le méat urinaire.

Les grandes lèvres ſe joignent
par leur partie inférieure , & leur
union ſe nomme la fourchette :
l'eſpace , qui eſt au-deſſous & qui
ſe termine à l'anus , eſt connu ſous
le nom de périnée , dont l'étendue
diminue par les fréquens accouchemens , & ſe détruit quelquefois par ceux qui ſont laborieux.

Mais outre l'orifice de la matrice , qui ſe trouve dans le vagin ,
elle a encore deux autres ouvertures très-petites , ſituées à ſes parties

ties latérales, & supérieures. Elles
répondent chacune à un conduit
particulier, dont la cavité va toujours en augmentant à mesure qu'il
s'éloigne de la matrice. Ce conduit, dont la longueur est d'environ sept à huit travers de doigt,
est connu sous le nom de trompe
de Falloppe. Ces conduits forment
chacun dans leur extrémité un pavillon frangé dans sa circonférence, qui se joint par une petite portion à l'ovaire. La figure des ovai-
res approche de celle d'une aman-
de ; leur situation est aux parties
latérales de la matrice, à laquelle
ils sont attachés par un ligament
arrondi, qui a peu de longueur.
La membrane qui couvre l'ovaire
étant divisée, on découvre un
tissu spongieux, dans lequel se rencontrent de petites vésicules rem-
plies d'une humeur claire. On re-
garde assez communément ces vésicules, comme autant de petits
œufs destinés à la génération.

B

CHAPITRE IV.

De la Génération de l'Homme.

Ntre les divers sentimens qui partagent les Auteurs sur cette importante opération de la nature ; le plus vraisemblable est celui où l'on veut que l'homme & tous les animaux, tant *ovipares*, que *vivipares* *, tirent leur origine d'un œuf, & que de même que dans l'œuf fécond d'une poule, toutes les parties qui doivent composer le poulet se trouvent en abrégé, de même aussi dans les petits œufs de l'ovaire de la fem-

---

* On nomme ovipares ceux qui mettent dehors leurs germes, que le temps & la chaleur font éclore. Le germe avec la nourriture qui y est attachée, & ses enveloppes forment l'œuf. Les vivipares, au contraire, conservent leurs germes, un assez long temps dans la matrice pour en développer toutes les parties ; de sorte qu'ils donnent naissance à des animaux vivans, ce qui les a fait nommer vivipares.

me , toutes les parties qui doivent composer le fétus , y sont en raccourci. On prétend donc dans cette opinion , que l'œuf qui a été fécondé dans l'ovaire par la semence du mâle, s'en détache, qu'il est reçu ensuite par le pavillon de la trompe , & que continuant sa route par ce conduit , il va se rendre dans la matrice , où il se développe , & produit ainsi le fétus , le placenta , & ses membranes , comme je le dirai ci-après.

Quoique la matrice soit le lieu où l'œuf qui a été fécondé se développe ordinairement , on a vu néanmoins cet œuf éclorre dans l'ovaire même ; d'autre fois dans la trompe , & enfin dans la capacité du ventre , où il étoit tombé. Ces générations extraordinaires , sont ordinairement mortelles : le fétus qui en est le produit , ne pouvant sortir par la voye naturelle.

CHAPITRE V.

Du Fétus, du Placenta, du Cordon ombilical, &c.

L'Œuf fécondé qui est passé dans la matrice, produit par son développement non seulement le fétus, le placenta, & le cordon, mais encore les membranes & les eaux qu'elles contiennent.

Le placenta, ou l'arriere-faix, est une masse charnue & spongieuse, formée de l'entrelassement d'une infinité de vaisseaux, tant arteres que veines. Le placenta est arrondi dans sa circonférence, il a deux faces, l'une plane, & l'autre un peu convexe. C'est par cette derniere face que le placenta est attaché à la matrice. La face plane est couverte de deux membranes unies l'une à l'autre ; elles forment une espèce de sac, qui renferme non feulement le fétus , mais auffi fon cordon , & les eaux dans lefquelles il flotte pendant fon féjour dans la matrice.

La plus extérieure de ces membranes fe nomme *Chorion*, & la feconde *Amnios*. La premiere eft un peu épaiffe , & parfemée de beaucoup de vaiffeaux. La feconde eft très-mince & diaphane. Les eaux contenues dans le fac qu'elles forment , empêchent que le fétus par fes mouvemens ne bleffe la matrice , & elles facilitent fa fortie par leur épanchement dans le paffage.

Du milieu , ou environ de la furface plane du placenta , fe détache le cordon ombilical , formé de l'union des vaiffeaux qui compofent le placenta , & qui rampent fur cette face. Ces vaiffeaux font au nombre de trois ; fçavoir une veine appellée ombilicale , & deux artères qui ont le même nom. La longueur du cordon , qui eft environ de demi-aulne, donne à l'enfant la liberté de se mouvoir sans que le placenta soit exposé à aucun tiraillement. Ce cordon va se perdre dans le ventre à l'endroit du nombril. Le sang qui a passé de la matrice dans le placenta, est porté par la veine ombilicale dans le corps de l'enfant pour sa nourriture, & le résidu est rapporté au placenta par les artères du même nom ; ce qui entretient une circulation continuelle entre la mère & l'enfant.

Cette explication, quoique simple, paroît suffisante pour mettre les jeunes Sages-femmes en état de sentir le danger où seroient la mère & l'enfant, si cette circulation, dont la vie dépend, se trouvoit interrompue, soit par la compression du cordon, soit par le détachement du placenta.

Il faut observer que les vaisseaux qui composent le cordon, ont des usages tout différens de ceux du

reſte du corps , puiſque c'eſt la
veine ombilicale qui porte le ſang
du placenta au fétus, & que ce ſont
les artères qui le rapportent du fétus au placenta ; au lieu que dans
toutes les autres parties du corps,
ce ſont les artères qui diſtribuent
le ſang, que le cœur leur fournit,
& que ce ſont les veines qui en
rapportent le réſidu au cœur, c'eſt
ce dont ne permet pas de douter
le gonflement qui ſurvient aux veines placées au deſſous de la ligature faite au bras pour la ſaignée,
puiſque le gonflement de ces vaiſſeaux n'eſt produit que par le ſang
qui revient de la main , & dont
le cours ſe trouve arrêté par la ligature.

Les artères ont deux mouve-
mens particuliers, appellés *diaſtole*
& *ſiſtole*, c'eſt à dire, de dilata ion
& de reſſerrement ; ces mouvemens forment le pouls, qui ſe découvre aiſément par le doigt ap-
pliqué au dedans du poignet ,

un peu au deſſus du pouce.

Perſonne ne doute que la circulation du ſang qui ſe fait dans toutes les parties du corps , par le moyen des artères & des veines, ne ſoit abſolument néceſſaire pour l'entretien de la vie , puiſque nous ceſſons de vivre dès que cette circulation eſt interrompue dans les principaux organes du corps , tels que le cœur , les poumons , le cerveau , &c. On conçoit bien que la circulation du ſang ſe fait auſſi dans le corps du fétus ; mais ce qu'il y a de ſingulier , c'eſt qu'il eſt privé pendant ſon ſéjour dans la matrice , d'une fonction qui n'eſt pas moins néceſſaire que la circulation , je veux dire de la reſpiration , laquelle dépend de l'entrée de l'air dans les poumons , & de ſa ſortie. Je dis que le fétus eſt privé de la reſpiration pendant ſon ſéjour dans la matrice ; en effet , comment l'air pourroit-il pénétrer juſqu'au fétus , puiſqu'il eſt renfermé

fermé dans un fac ou veffie , &
qu'il flote dans l'eau contenue
dans ce fac , lequel eft formé
par l'union de deux membranes ,
appellées *Chorion* & *Amnios.*

L'on fe convaincra aifément que
l'air n'a point pénétré jufqu'au fétus , en jettant dans l'eau un morceau du poumon d'un enfant mort
dans le fein de fa mère ; car on le
voit auffi-tôt tomber au fond de
l'eau , tandis que le contraire arriveroit , fi l'enfant n'étoit mort
que quelque tems après fa naiffan-
ce , en un mot , après qu'il auroit
refpiré. On verroit alors le morceau du poumon refter au-deffus
de l'eau , ce qui n'arrive que par
une portion de l'air qui étoit entré
dans le poumon pendant l'infpi-
ration , & qui n'en a point été
chaffé par l'expiration , deux mouvemens qui partagent la refpira-
tion.

On auroit recours à cette expérience , fi l'on étoit requife de por-

ter son jugement au sujet d'une
mère accusée d'avoir donné la
mort à son enfant, immédiatement
après sa naissance. On conçoit aisément par ce que je viens de dire,
que si l'on voyoit un morceau du
poumon de cet enfant jetté dans
l'eau, au lieu de tomber au fond,
comme il arrive au poumon de celui qui n'a point respiré, que si,
dis-je, on le voyoit au contraire aller au dessus de l'eau, cette circonstance condamneroit la mère, quelque assurance qu'elle donnât que
son enfant fût venu mort, étant
une preuve que l'air a pénétré
son poumon, par conséquent qu'il
a vécu.

Au reste, il est bon d'observer
que les artères & les veines ne
sont pas les seuls vaisseaux qui se
rencontrent dans le corps humain : il y en a d'autres appellés
nerfs, dont la cavité n'est point ap-
parente, mais qui n'en sont pas
moins destinés à la distribution d'un

liquide fpiritueux , connu fous le nom d'efprit animal , fourni par le cerveau , le cervelet , & la moëlle de l'épine , & dont la préfence eft abfolument néceffaire , tant pour le fentiment , que pour l'exercice de tous nos mouvemens.

CHAPITRE VI.

De la vraie & de la fauffe Groffeffe.

L'On ne fçauroit trop fe défier des connoiffances que l'on croit avoir dans l'Art des Accouchemens, lorfqu'il faut décider fi la femme eft enceinte , ou non. La fuppreffion des règles produifant à peu près les mêmes fymptômes que la vraie groffeffe ; mais l'on n'aura rien à nous reprocher fi nous différons un peu de donner nos avis, ou de confeiller des remèdes, à moins que la femme ne fût en danger ; car alors il eft de notre

devoir de faire notre rapport de
l'état de la femme au Médecin,
ou au Chirurgien, qui fera appellé.
Tout amour-propre doit céder lorfqu'il s'agit de la confervation d'un
enfant. Comment peut-on fe confoler de fa mort prématurée, qu'on
a lieu de fe reprocher, lorfqu'elle
a pour caufe la trop grande confiance qu'on a eue en foi-même, &
que dans cette idée l'on a négligé
de s'inftruire à fond des chofes,
dont la connoiffance empêcheroit
de commettre de pareilles fautes.

Pour ne point fe tromper, en
prenant pour vraie groffeffe, ce
qui n'eft fouvent que l'effet du re-
tardement du flux menftruel ; il faut
s'informer fi la femme a été quelquefois fujette à des fuppreffions,
& fi depuis qu'elle ne voit plus,
fon ventre s'eft applatti dans les
premiers temps. Quoique plufieurs
Auteurs ne veuillent pas que la matrice fe refferre pour contenir plus
étroitement l'embrion, ce que je

ne m'aviferai pas de combattre, il
eft pourtant très-fûr que toutes les
femmes fe fentent plus à l'aife dans
leur ceinture au commencement de
la vraie groffeffe; mais que fur la fin
du deuxième mois, le ventre s'accroît par dégrés, le nombril faillit
plus en dehors, & l'on fent tout
au-tour une tenfion égale, ce qui
eft bien différent dans la fauffe groffeffe; car le ventre augmente dès
l'inftant de la fuppreffion; il s'é-
tend partout, & le nombril fe trouve concentré. Les naufées, les vo-
miffemens, les dégoûts, les envies
déréglées des alimens, ne font pas
toujours des fignes certains de la
vraie groffeffe; puifque la fimple
fuppreffion produit les mêmes accidens. Le fein groffi & douloureux, n'en eft pas non plus un figne
affuré, à moins que le mammelon
ne foit plus dur, & qu'il ne s'élève
de petits boutons fur l'aréole ou le
cercle qui fe noircit plus qu'à l'ordinaire.

C iij

CHAPITRE VII.

De l'Attouchement, improprement appellé Toucher.

APrès avoir examiné les différens simptômes, dont je viens
de faire mention, l'on pourra encore mieux s'assurer de l'état de
la femme en la touchant. Pour cet
effet, on la fera coucher sur le bord
du lit, la tête un peu basse, on insinuera le doigt indice dans le vagin pour toucher l'orifice de la matrice, auquel on donnera un petit mouvement, pendant que l'on
appuyera la main gauche sur le
nombril, & l'on sentira les mouvemens de l'enfant ; car il arrive
souvent que la femme ne le sent
pas remuer au cinquième, au sixième mois, & même quelquefois
plus tard ; mais si c'étoit dans les
premiers tems de la grossesse, &

qu'on ne pût espérer de sentir les mouvemens de l'enfant, à cause de sa petitesse, on feroit tenir la femme debout, & en la touchant, on trouveroit l'orifice de la matrice exactement fermé, plus uni, un peu plus recourbé en arrière du côté de l'os *sacrum*, & on sentiroit aussi un poids dans la matrice, qui étant plus légère dans la vraie grossesse, ne pèse pas sur l'orifice comme dans le cas du faux-germe, de la mole, & du squirre. L'on examinera scrupuleusement tous ces signes, pour se mettre en état d'en faire un rapport juste, & ne point se tromper dans le jugement que l'on portera.

Les jeunes Sages-Femmes ne sçauroient trop s'appliquer à découvrir par le toucher, les divers changemens qui arrivent à l'orifice de la matrice, puisque c'est de ces changemens que l'on peut juger, 1°. si la femme est enceinte ; 2°. des différens tems de sa grossesse ;

3°. si l'accouchement est prochain ou éloigné ; 4°. si les douleurs que la femme ressent, sont fausses, ou si ce sont celles du travail ; 5°. si l'enfant est bien ou mal situé ; 6°. ce qu'il faudra faire pour e soulagement de la mère & de l'enfant. Il n'arrive que trop souvent que l'ignorance de la Sage-femme est funeste à l'un & à l'autre. En effet, une Sage-femme qui n'est point au fait de l'attouchement, ne prévoit pas le danger, & donne dans des écueils, lorsqu'elle pense être en sûreté ; d'où il arrive que lorsqu'elle est dans l'embarras, elle ne peut en sortir, s'il ne lui reste assez de présence d'esprit pour appeller du secours. Les Sages-femmes ne peuvent donc se mettre trop au fait de l'attouchement, comme le recommande M. Deventer, dans ses Observations sur les Accouchemens.

CHAPITRE VIII.

*De la nécessité de la saignée dans
la grossesse.*

SI l'on pouvoit faire revenir du préjugé, où sont bien des personnes, de ne point faire saigner la femme enceinte, qu'au terme de quatre mois & demi, l'on éviteroit beaucoup de fausses couches, qui arrivent plus communément aux deuxième, troisième & quatrième mois, qu'aux autres termes. La raison en est toute naturelle, puisque le fétus ne peut dans ces premiers tems consommer la quantité du sang dont la matrice regorge, & qui par son abondance, détache l'arriere faix, qui lui est adhérent, & prive l'enfant de la vie, qu'il ne tient que de la communication des vaisseaux de la matrice avec ceux du placenta ; mais il arrive

souvent que la Nature plus sage
que la régle que l'on s'est prescrite,
se décharge d'elle-même de ce
qu'elle a de trop dans ces com-
mencemens, & laisse les femmes
dans le doute sur leur état, parce
qu'elles ont eu leurs menstrues une
ou deux fois, avec moins d'abondance; car il est des femmes d'un
tempéramment si sanguin, que cette légère évacuation n'est pas suffisante pour les préserver du danger d'une fausse couche, si l'on n'y
remédie par de fréquentes sai-
gnées. On peut les faire en tout
tems, lorsqu'elles sont indiquées
par quelques-uns de ces simptômes, sçavoir la difficulté de respirer, le crachemeut de sang, le
saignement du nez, des étourdis-
semens, l'engorgement des veines,
des cuisses & des jambes, les en-
gourdissemens dans les membres,
les assoupissemens involontaires,
une pésanteur dans le bas-ventre,
des maux de reins, des coliques

fréquentes, de trop grands vomif-
femens, ou de trop violens efforts
pour vomir, & des hémorroïdes
engorgées. On doit alors de toute
nécessité diminuer la quantité du
fang, pour fauver la mère & l'enfant
& ne point s'embarraffer du terme
où la femme fe trouve, pour prévenir la perte de fang, qui fouvent
fuit de près quelques-uns de ces
fimptômes.

Il eft des femmes d'un tempé-
rament différent, qui abondent
plus en humeurs qu'en fang : deux
faignées tout au plus leur fuffifent
pour tout le tems de leur groffeffe,
elles peuvent même s'en paffer ;
mais on doit les purger plus fouvent pour prévenir une maladie,
qui, quelquefois fe déclare pendant les couches, & qui devient
mortelle. On jugera fi la femme
a befoin de la purgation par les fignes fuivans : fi fon teint eft livide,
fi elle vomit de la bile, fi la bouche eft pâteufe, ou fi elle a un goût

désagréable, si elle est sujette au
dévoyement & aux vomissemens.
Les légères purgations lui feront
alors nécessaires, je dis de légères
purgations, car il faut bien se donner de garde d'en faire prendre de
trop fortes : elles ne doivent au
contraire être composées que de
ce qu'il y a de plus doux, comme
la Manne, la Rhubarbe, la Casse,
& les Tamarins, ou bien le sirop
de Chichorée composé de Rhubarbe. S'il étoit nécessaire de la
purger deux fois de suite, on laisseroit un jour ou deux d'intervalle,
crainte de la trop fatiguer.

On doit lui conseiller aussi d'é-
viter les ragoûts, sauces, viandes
grasses, & tous les alimens de fan-
taisie, qui sont toujours d'une difficile digestion, & ne forment
qu'un mauvais chyle, qui, se mê-
lant avec le sang, ne peut qu'en al-
térer la bonne constitution.

Il est encore des femmes, qui
sont d'un tempéramment si resser-

ré pendant leur grossesse, qu'elles ne peuvent aller à la selle qu'avec beaucoup d'efforts : on doit leur faire sentir le danger qu'elles courent alors, surtout l'avortement, un relâchement de matrice, celui du vagin, & les hernies, soit de l'aine ou du nombril : on les résoudra, pour prévenir ces accidens, à faire usage de lavemens simples, soit d'une décoction de son, avec un peu d'huile ou de beurre, ou d'herbes émollientes; telles que la mauve, la guimauve, la pariétaire, &c. soit d'eau simplement : celle de riviere est à préférer. On leur recommandera aussi de se tenir à l'aise dans leurs habits, pour ne point empêcher l'enfant de faire la culbute, dont je parlerai dans la suite.

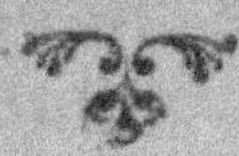

CHAPITRE IX.

Du Faux-germe, & de la Mole.

LE faux-germe n'est autre chose, selon plusieurs Auteurs,
que le vrai germe, qui dans les
premiers jours de la conception,
a souffert quelque altération, & ne
forme plus qu'une espèce de ca-
hos, qui ne laisse aucune marque
d'enfant. ce n'est plus alors qu'une
petite masse charnue, qui ressem-
ble au gésier d'une volaille. On
trouve en l'ouvrant une cavité rem-
plie d'une eau glaireuse.

Le faux-germe se détache communément dans le cours des trois
premiers mois ; mais lorsqu'il séjourne plus long-tems dans la
matrice, il s'y accroît, change
de nom, & devient ce que nous
appellons *mole*. La sortie du faux-
germe est toujours accompagnée

d'une perte de fang, plus ou moins
confidérable. On ne doit point,
pour l'expulfer, agir avec violence,
comme bien des perfonnes le font;
car fouvent avec un peu de pa-
tience, la nature s'en décharge
d'elle-même. On doit toucher la
femme doucement pour s'affurer
fi la perte eft occafionnée par un
corps éranger ; ce que l'on reconnoît par le poids que l'on fent fur
l'orifice de la matrice, & une préparation à fa fortie par la foupleffe
& la dilatation de cet orifice. On
fera faigner la femme fur le champ,
on lui donnera un lavement fimple, & on lui fera garder le lit.
Cette précaution pourra empêcher l'abondance de la perte ; mais
fi le fang vient avec plus de force,
& s'écoule pendant quelque tems,
il faudra de toute néceffité délivrer
la femme du faux-germe, fans quoi
elle feroit en danger de perdre la
vie. L'opération n'eft pas bien difficile, car fouvent ce corps étran-

ger n'est retenu que par l'orifice,
qui, à la vérité, ne se dilate pas
aussi facilement aux femmes qui
n'ont point eu d'enfans, qu'à celles
qui en ont déja eu. On insinuera
le doigt indice oint d'huile ou de
beurre non salé, dans l'orifice,
pour le dilater peu-à-peu, on le
tournera tout-au-tour, en le
pliant à demi, pour former une
espèce de crochet, & par ce moyen
on retirera aisément le faux-germe,
ayant attention de ne rien forcer,
parce que la partie mollasse du faux-
germe, qui se présente la première,
se sépareroit bien-tôt de l'autre.
Pour rendre l'opération plus facile, on recommandera à la femme
de pousser en bas, tandis qu'on
tâchera de retirer le faux-germe.
Il arrive quelquefois qu'il se trouve très-adhérent, on se conduira
alors, comme je le dirai au Chapitre de l'Arriere faix, la méthode
étant à-peu-près la même, pour faciliter l'expulsion de l'un & de l'autre.   L'on

L'on doit bien se donner de garde de faire prendre à la femme des remèdes violens ; loin de procurer la sortie du faux-germe, ils exciteroient la perte, & pourroient même causer la fièvre. On doit agir avec beaucoup de prudence, pour ne pas avancer la mort d'un enfant, que la matrice contiendroit avec le faux-germe, ce qui arrive quelquefois ; car la femme peut concevoir deux ou plusieurs enfans à la fois, & a quelque distance l'un de l'autre, selon le sentiment de ceux qui admettent la superfétation *; mais l'un de ces enfans ayant péri dans les premiers jours, comme je l'ai dit ci-dessus, la matrice s'en débarrasse, & retient le fétus jusqu'au terme ordinaire. En pareil cas, l'on doit agir avec beaucoup

* La superfétation est une conception réïtérée, qui se fait lorsque la femme, qui est déjà grosse, vient à concevoir une seconde fois. Tous les auteurs ne conviennent pas de la superfétation, & ceux qui l'admettent, assurent qu'elle est très-rare.

D

de ménagement, n'employant aucune violence, pour débarraffer
fur le champ la femme du faux-
germe, à moins qu'elle ne fût en
danger à raifon de la grande perte
de fang. On examinera les linges,
pour juger fi la perte eft confidérable. Il eft effentiel de ne pas s'y
méprendre, car il faut peu de fang
pour gâter beaucoup de linge. On
examinera foigneufement les caillots, pour découvrir fi le faux-
germe n'y feroit pas renfermé, on
recommandera dans cette vûe de
conferver tous ces caillots, com-
je le dirai dans le Chapitre fuivant.

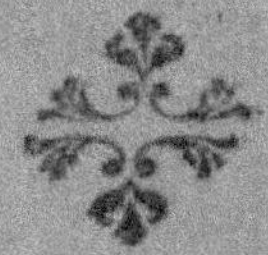

CHAPITRE X.

*De la Fausse couche, ou de l'Avortement *.*

L'Avortement se fait, lorsque l'enfant vient avant le terme de sept mois ; car sa sortie à sept mois doit être regardée, comme un Accouchement, puisque les enfans venus à ce terme, peuvent être élevés ; mais avant ce tems-là on ne peut y compter, & souvent ils n'ont pas le bonheur de recevoir le Baptême. Ces couches prématurées viennent quelquefois de ce que la femme n'a pas été assez saignée, ou des efforts qu'elle a

* Quelques-uns distinguent la Fausse-couche de l'Avortement, donnant le nom de Fausses-couches à la sortie du Faux-germe, de la Mole, & autre corps étranger, & celui d'Avortement aux Accouchemens prématurés, c'est-à-dire à la sortie d'un enfant avant le terme de sept mois.

faits pour aller à la selle, où elles
font caufées par quelque maladie
aiguë, ou par une toux violente, la
colère, la danfe, les chûtes, les
coups, les fardeaux trop péfants,
les fecouffes des voitures, & par
plufieurs exercices, qui quoiqu'en
apparence de peu de conféquence,
deviennent nuifibles à des tempérammens délicats. En effet, il eft
des femmes d'une compléxion fi
foible, qu'elles font obligées de
garder le lit pendant tout le tems
de leur groffeffe, pour éviter cet
accident.

Lorfque la femme reffent des
douleurs, & qu'elle nous appelle,
il faut d'abord s'informer de ce qui
a pû y donner lieu; & s'il y avoit du
tems qu'elle n'eût été faignée, on
la feroit faigner fur le champ, &
garder le lit. Il eft certain que par
ces précautions, on pourroit prévenir le danger qu'elle court; mais fi
fes douleurs dépendoient de quelque accident particulier, quoique

ces précautions foient toujours néceffaires , pour empêcher la trop
grande perte de fang , elles ne la
garantiront point de l'Avortement.
On connoîtra que ce malheur eft
inévitable , lorfque la femme perdra des caillots de fang , & que les
eaux du fétus s'écouleront. Si ces
eaux font d'une couleur noirâtre ,
& qu'elles ayent une odeur cada-
véreufe , on peut affurer que l'enfant eft mort , & même depuis
long-tems , & fi en touchant la
femme , on ne trouve pas l'orifice
affez dilaté , on l'oindra avec du
beurre fans fel ou de l'huile , & on
abandonnera l'opération à la nature ; mais fi la perte devient plus
confidérable , il faudra de toute
néceffité accoucher la femme
promptement. On infinuera doucement un doigt dans l'orifice de
la matrice , & on y fera entrer les
autres fucceffivement , les ayant
auparavant bien graiffés : fi les
membranes n'étoient point per-

cées , on les perceroit avec un gros
grain de sel, un curedent , ou bien
en les grattant avec l'ongle , quoiqu'on doive avoir les ongles toujours coupés d'affez près ; mais ces
membranes font si tendres , que
le moindre mouvement qu'on leur
donne, est suffisant pour les rompre. On tirera l'enfant en le retour-
nant , s'il est nécessaire , par la méthode que j'indiquerai ci-après. Il
est bon d'observer que l'enfant a-
vant six mois , a rarement besoin
d'être retourné. Lorsqu'on retour-
ne l'enfant, on doit le faire avec
beaucoup de ménagement , pour
ne pas rompre le cordon , qui doit
servir de guide pour détacher l'arriere-faix , quoiqu'il se trouve rarement adhérent dans les pertes ;
mais supposé qu'il soit attaché par
quelque côté , & que l'enfant soit
petit , on peut , ayant la main dans
la matrice, amener le tout ensemble. On conseille néanmoins de
conserver le cordon , pour déta-

cher la portion du placenta qui eft adhérente ; ce que l'on fera de la manière que j'indiquerai ci-après.

Si le fétus étoit forti , & que l'arriere-faix fût refté dans la matrice, on tenteroit alors d'en procurer la fortie par l'opération de la main , qui eft toujours la plus fûre. Plus le fétus eft petit , plus il y a de précaution à prendre, pour délivrer la femme , la matrice ne s'ouvrant qu'à proportion du volume de l'enfant , qui dans ces premiers tems, eft d'une fi grande molleffe , que la dilatation de l'orifice n'eft pas fuffifante, pour retirer aifément l'arriere-faix refté dans la matrice.

Si après avoir fait avec beaucoup de précaution les tentatives néceffaires pour retirer l'arriere-faix , on n'a pu réuffir, & fi on a lieu d'appréhender qu'en les continuant on ne caufe une inflammation à la matrice , ce qui expoferoit la femme à de grands dangers , il faudra fe réfoudre à laiffer l'arriere-faix ,

& l'on tâchera d'en faciliter la sortie par les remèdes suivans qui la
procureront, sinon en entier, du
moins en suppuration. On fera dans
la matrice des injections, qui feront composées d'une décoction
de mauve, de guimauve, pariétaire & graine de lin, à laquelle
on joindra un morceau de beurre
frais : on pourra donner un lavement un peu fort, sans néanmoins
faire prendre aucun remède pur-
gatif, crainte d'exciter une perte, &
même la fièvre. On fera prendre à la
malade une potion faite avec trois
onces d'eau d'armoise, une demi-
once d'eau de cannelle, une once
de sirop d'armoise, & une once
d'huile d'amandes douces, le tout
mêlé ensemble. On lui en donnera
la moitié sur le champ, & le reste
deux heures après, ayant attention de faire un peu tiédir cette
potion. L'on exprimera le jus d'une
orange dans son bouillon, ou bien
on mêlera dans sa tisane, qui
sera

fera faite avec du chiendent, un
peu de firop de limon ou de grenade. Ces firops font bons pour
l'eftomac, & fortifient le cœur
contre les vapeurs qui furviennent
dans ces cas.

J'ai dit au précédent Chapitre,
qu'il falloit faire garder les caillots de fang; cette précaution eft
très-néceffaire; car fouvent les
femmes qui font autour de la malade, en jettant les caillots, jet-
tent auffi un petit fétus, ou embrion, fans s'en appercevoir, &
affurent qu'elles n'ont rien vû. L'on
ignore ainfi le danger dans lequel
la femme va fe trouver, & faute
de s'y prendre affez à tems, elle
périt. Il eft encore un moyen de
procurer la fortie de l'arriere-faix
refté depuis quelques jours dans
la matrice; c'eft de faire mettre
les jambes de l'Accouchée dans
un vafe le plus profond que l'on
pourra trouver, de le remplir d'eau
affez chaude, & de frotter les

cuiſſes toûjours vers le bas. Si les premières frictions ne ſuffiſent pas, on laiſſera repoſer la femme, & on les recommencera. Ces frictions ſont une reſſource immanquable, & l'arriere faix ſort peu de tems après.

Je demande en grace que l'on ne me taxe point de m'ériger en Docteur, je ne parle ici que par un pur zèle pour des malheureuſes, dénuées de tout ſecours, ſoit que l'éloignement des villages ne permette pas d'y faire venir à tems un Médecin, ou un habile Chirurgien, ſoit que la miſère de ces femmes, empêche d'en faire les frais convenables. C'eſt dans ces cas preſſans que je ſouhaite que les Accoucheuſes de campagne ſoient capables de donner les ſecours néceſſaires aux femmes qui ſe trouveront en danger. Je ne ſçaurois trop les exhorter à ne point ſe confier à leurs prétendues connoiſſances, & à être dociles aux

fages avis des perſonnes expéri-
mentées.

CHAPITRE XI.

De la ſituation naturelle de l'Enfant dans la matrice.

LOrſque l'enfant eſt renfermé dans la matrice, le milieu de ce viſcère eſt la place la plus ordinaire qu'il y occupe, la tête en haut & ſes pieds poſant ſur l'orifice, & il ſe trouve courbé ſur la poitrine, le ſommet de ſa tête répondant au nombril de la mère: ſes mains ſont placées ſur ſes genoux, qui ſont pliés, ſes pieds étant approchés des feſſes; de manière qu'il ſe trouve tout accroupi: il reſte dans cette attitude juſqu'au ſeptième mois, auquel tems il fait la culbute, parce que la tête devenant plus lourde, ſa péſanteur l'entraîne en bas & en devant. Pour

lors le sommet de la tête vient pé-
ser sur l'orifice, le nez tournévers le
fondement de la mère, & les pieds
sont en haut & touchent au fond
de la matrice : c'est cette attitude
que l'on nomme situation naturelle.
Lorsque l'enfant présente quelqu'autre partie que la tête, on re-
garde cette situation comme contre nature, & ce n'est que par le
moyen de l'Art, que l'enfant peut
sortir de sa prison. Cette culbute
occasionne quelquefois des douleurs si vives, & qui durent assez
de tems, pour faire croire à la femme qu'elle accouchera bien-tôt.
En effet, nous pouvons nous y
tromper nous-mêmes. La tête de
l'enfant pésant sur l'orifice, il est
dilaté par sa chûte précipitée, ce
qui annonce la préparation au travail. C'est dans ces momens que
l'expérience & la prudence de la
Sage-Femme sont nécessaires pour
la mère & pour l'enfant ; car si l'on
excitoit les premières douleurs de

la mère, on les mettroit tous les deux en danger de perdre la vie. Cette préparation est quelquefois si considérable, que voyant les douleurs se rallentir, on seroit tenté de les réveiller par quelques remèdes ; mais en évitant de tourmenter la femme, comme bien des gens le font, elle achève son tems & accouche heureusement. La première femme que je vis dans cet état, me surprit. Au huitième mois elle sentit de vives douleurs, qui s'étoient augmentées par dégrés, à ce qu'elle me dit : je trouvai l'orifice dilaté de la largeur d'un petit écu, & tout-à-fait éminci, & les eaux qui se portoient au devant de la tête à chaque douleur, me persuadérent que la femme accoucheroit bien-tôt ; mais tout-à coup ces douleurs cessèrent, & après avoir attendu quelque-tems, espérant qu'elles reviendroient, je m'avisai de toucher la femme, je ne sentis plus les eaux se former comme auparavant , & elle n'eut de vives douleurs qu'à la fin du neuvième mois , auquel tems elle accoucha heureusement. La liberté que j'avois de la toucher , me fit connoître que l'orifice resta long-tems dilaté ; mais les eaux ne se formoient plus , & ce ne fut qu'à la fin de son terme qu'elles reparurent. Je pourrois citer d'autres exemples ; mais celui-ci suffit pour pouver qu'il ne faut rien précipiter.

Il arrive quelquefois à certaines femmes , que les eaux commencent à s'écouler tout-à-coup , & continuent pendant l'espace de huit jours avec de petites douleurs ; il ne faut pas croire pour cela , qu'elles accoucheront bien-tôt ; car ces eaux ne sont point celles dans lesquelles flotte l'enfant , & qui doivent précéder & accompagner même l'accouchement , elles étoient contenues dans la matrice entre sa membrane interne

& les enveloppes du fétus. On
leur donne le nom de fausses eaux,
pour les distinguer de celles qui
font renfermées dans les enveloppes mêmes , & que l'on nomme vraies.

<hr>

CHAPITRE XII.

De la préparation à l'Accouche- *ment naturel.*

L'Accouchement est dit naturel, lorsque l'enfant vient au
terme de neuf mois , que sa sortie
n'est précédée d'aucun accident
fâcheux , que la tête se présente
la première & toute seule , &
que les eaux s'écoulent quelques
momens avant sa sortie. En un mot
on appelle Accouchemens natu-
rels ceux qui se passent selon les
règles prescrites par la Nature à
toutes les femmes & qui finissent
heureusement , & on donne le

nom d'Accouchemens contre nature à ceux qui sont accompagnés
d'accidens extraordinaires , & qui
se terminent souvent malheureu-
sement & pour la mère & pour
l'enfant : il n'y en a que trop d'es-
pèces de ces derniers , dont je parlerai en particulier dans la suite.

Quoiqu'il ne faille pas grande
science dans l'Accouchement naturel , pour recevoir l'enfant qui
se présente bien ; il y a néanmoins
bien des précautions à prendre
pendant le travail , pour que ces
favorables dispositions n'ayent pas
de suites fâcheuses.

On connoîtra que la femme est
en travail d'enfant , & que ses douleurs annoncent un prochain accouchement , si elles proviennent
des reins , & qu'elles répondent
au bas du ventre , s'il s'écoule de
la partie des humidités glaireuses,
quelquefois sanguinolentes , & si
l'orifice de la matrice se trouve
dilaté , & éminci. Quand l'enfant

fe préfente bien , la tête fe fait connoître par fa dureté , & on la diftingue aifément de toute autre partie par fa rondeur égale : on fent
dans les douleurs que les eaux renfermées dans les membranes fe
portent au-devant de la tête , qu'elles s'accroiffent à mefure que le
travail avance , & que la poche
que ces membranes forment, au
lieu de s'allonger dans le vagin,
préfente une rondeur mollaffe ,
où fe trouvent contenues non-feulement les eaux , mais encore la
tête du fétus.

Il faut prendre garde de ne point
fe tromper ; car fouvent l'orifice
forme un bourlet du côté du
conduit de l'urèthre. Cette grof-
feur eft affez confidérable pour en
impofer , la prenant pour les eaux
ou pour quelque corps étranger,
qui précède la fortie de l'enfant.
J'ai vû auffi qu'elle a été prife pour
la fortie du cordon ombilical. L'on
doit juger des fuites fâcheufes

pour la mère , si l'on tiroit à foi ce bourlet , le prenant pour les membranes qui contiennent les eaux , c'est à quoi on doit faire beaucoup d'attention en touchant la femme avec délicateſſe. Cette groſſeur eſt ſouvent facile à voir, lorſque l'enfant s'avance au paſſage en gliſſant doucement le doigt indice en bas ſous le cercle de l'orifice , & la partie que l'enfant préſente. Lorſque l'enfant ſe préſente mal , ſi l'on eſt appellée aſſez-tôt pour qu'il ne ſe trouve point engagé dans le paſſage , on donnera à la femme un lavement , pour vuider l'inteſtin *rectum* , le paſſage ſe trouvant plus dégagé , l'enfant ſortira plus aiſément. S'il y a du tems que la femme ait été ſaignée, & qu'elle ne ſoit point trop foible, on lui fera tirer deux palettes de ſang. Cette précaution eſt extrêmement utile, pour lui rendre la reſpiration plus aiſée , la matrice plus souple , & plus disposée à se dilater , & on prévient par ce moyen la perte qui pourroit suivre l'accouchement.

Ce que je viens de dire sur la préparation au travail , doit engager à attendre patiemment , avant de faire pousser les premières douleurs , & de mettre la femme en situation pour accoucher.

Lorsque au contraire l'on aura lieu de croire que les douleurs sont véritables , & qu'elles annoncent un accouchement prochain , on fera mettre la femme au lit , méthode infiniment meilleure que celle qu'on a dans les campagnes , qui est de faire tenir la femme suspendue en l'air, présumant qu'elle accouchera plutôt. L'on ignore le danger auquel on expose la femme en la mettant dans cette situation , qui menace d'une perte inévitable, outre qu'en la délivrant dans cette attitude, on risqueroit d'entraîner le fond de la

matrice avec l'arrière-faix. Les
vents que la femme reçoit alors
font aussi très-préjudiciables, ce
qui doit engager à repréfenter,
tant à la femme qui eft prête d'accoucher, qu'à celles qui font au-
tour d'elle, qu'elle doit être mife
au lit, principalement dans ces
derniers momens. Le lit doit être
fuffifamment garni, furtout du côté
des pieds, parce que l'Accouchement étant fait, on n'aura qu'à tirer
la femme en haut, & elle fe trouvera à fec.

L'on doit fe donner de garde de
faire ufer à la femme pendant fon
travail, d'aucune boiffon capable
de l'échauffer, comme de vin pur,
ou autre liqueur fpiritueufe, car
on pourroit exciter une perte, &
même la fièvre. On doit lui faire
prendre fimplement un peu de vin
bien trempé, ou de la nourriture
legère, pour ne point trop charger
l'eftomac. On aura attention que
l'air de la chambre ne foit point

trop froid , en un mot , on tâchera de tenir la femme le plus chaudement qu'il fera possible , crainte que le froid ne rallentisse ses douleurs.

L'on doit éviter de toucher trop souvent la femme , comme bien des gens le font , croyant par là l'aider, au lieu qu'on ne fait au contraire que la fatiguer , & souvent irriter ses parties , qui se tuméfient aisément. On doit craindre aussi qu'à force d'avoir le doigt dans l'orifice , on ne perce trop tôt les membranes , ce qui rendroit l'accouchement laborieux. L'on se contentera d'oindre le doigt de beurre non salé , ou d'huile , & on le promenera tout au tour de l'orifice pour faciliter sa dilatation.

Si en touchant la femme aussi-tôt qu'on est appellée , on a lieu de présumer que le travail sera long, on l'en avertira avec ménagement, & en lui faisant espérer que son état peut bien-tôt changer. Cette

attention à l'avertir d'abord de sa
situation est très-utile ; car en lui
promettant de moment en moment qu'elle sera bien-tôt délivrée, on la jette dans des impa-
tiences qui ne font qu'augmenter
son mal. On doit aussi lui demander si elle ne se trouve point gênée
par quelque personne présente à
l'accouchement ; car si cela étoit
il faudroit engager à sortir la personne qui la gêne : la peine causée
par la vûe de quelqu'un, peut lui
faire retenir ses douleurs, & l'exposer à quelque danger.

Une circonstance qui n'est point
à négliger ; c'est de faire garnir la
tête de la femme avant qu'elle accouche ; elle peut se peigner, &
si elle mettoit de la poudre, elle
observeroit qu'elle n'eût point d'o-
deur, elle doit avoir de bons bon-
nets, & de grosses cornettes, &
s'accommoder la tête de manière
qu'elle n'y sente point de froid, &

qu'elle puisse être douze ou quinze jours sans y toucher.

CHAPITRE XIII.

De l'Accouchement naturel.

APrès avoir observé les ménagemens dont je viens de parler, on aidera la femme de la manière suivante. Si les douleurs augmentent, que le visage soit animé, le ventre baissé, le pouls élevé, l'orifice dilaté au moins de la largeur d'un écu de six livres, ses bords très-émincis, les eaux bien tombées, sur-tout dans les douleurs, la tête de l'enfant les suivant de près par les efforts que la femme ne peut s'empêcher de faire pour pousser en bas, toutes ces circonstances annoncent un accouchement prochain, surtout aux femmes qui ont eu des enfans; car le passage ayant déjà été frayé,

l'enfant trouve plus de facilité pour
fa fortie. On ne doit plus quitter
alors la femme , c'eſt auſſi le moment où elle a plus beſoin de fecours. On la fera coucher la tête
& la poitrine un peu élevées , pour
faciliter la reſpiration , on lui hauſ-
fera un peu le fondement , en mettant un petit oreiller ſous les feſſes ,
crainte que la partie fe trouvant
trop en deſſous , la fortie de l'enfant ne devint plus difficile. On
lui écartera les genoux , & on les
fera tenir par quelqu'un , qui empêchera qu'elle ne les rapproche
pendant la fortie de l'enfant , les
jambes feront pliées , & les talons
approchés des feſſes. On diſpo-
fera tout ce qui convient , tant pour
la mère que pour l'enfant ; on tiendra prêts deux liens faits de fil en
trois ou quatre brins : ces liens feront néceſſaires pour lier le cordon , comme je le dirai ci-après.
Il ne faudra fe fervir pour le couper que de ciſeaux mouſſes , ou

camus ,

camus , les ciſeaux pointus pouvant bleſſer.

On doit avoir un linge ou chauf-
foir près de ſoi , pour le mettre
ſur la partie , afin d'empêcher l'air
d'entrer dans la matrice pendant
qu'on noue le cordon. En attendant le moment de délivrer la femme , on doit la conſoler le plus
affectueuſement qu'il eſt poſſible :
ſon état douloureux y engage; mais
il faut le faire d'un air de gayeté , &
qui ne lui inſpire aucune crainte
de danger. Il faut éviter tous les
chuchotemens à l'oreille , qui ne
pourroient que l'inquieter , & lui
faire craindre des ſuites fâcheuſes.
On doit lui parler de Dieu , &
l'engager à le remercier de l'avoir
miſe hors de péril. Il faut éviter
de lui faire faire des actes qui ne
pourroient que la contriſter. Si elle
a recours à des reliques , il faut lui
repréſenter qu'elles ſeront tout
auſſi efficaces , étant miſes ſur le
lit voiſin , que ſi on les poſoit ſur

elle même, ce qui pourroit la gê-
ner.

On évitera de comprimer le
ventre de la femme, espérant par
ce moyen d'accélérer la sortie de
l'enfant. Cette pratique est très-
mauvaise : on se donnera bien de
garde aussi de mettre dans la partie
de la femme un doigt de chaque
main en forme de crochet, comme bien des femmes le font. Ce
tiraillement n'est d'aucune utilité
pour faire avancer la tête de l'enfant. On se contentera de dilater
l'orifice de la matrice, encore doit-
on le faire bien doucement. On ne
doit point espérer, qu'avec un
doigt on puisse faire avancer la tête, on risqueroit, à force de la tirer,
de la blesser, & d'y faire des égra-
tignures, ce qui n'arrive que trop
souvent. En touchant la femme,
on doit toujours avoir égard au
col de la vessie, crainte qu'il ne
soit trop fatigué ; car faute de ménagement, on pourroit y occa-

sionner une inflammation, qui seroit dangereuse. On ne doit point insinuer le doigt dans le fondement, pour faire avancer la tête de l'enfant, cette pratique ne peut être que préjudicable ; l'irritation de cette partie est capable d'y faire naître quelque ulcération, qui seroit de difficile guérison, & pourroit causer la destruction de la cloison qui sépare les deux ouvertures, ce qui rendroit la femme fort dégoûtante. On se contentera d'oindre avec du beurre ces parties, si elles n'étoient point assez humectées, soit par les glaires, soit par l'écoulement des eaux, & si elles se trouvoient à sec depuis longtems, l'on auroit soin de les humecter souvent, pour les rendre plus disposées à prêter.

Les eaux étant retenues dans les membranes, & la poche qu'elles forment, s'avançant toûjours au point de sortir de la partie, la tête de l'enfant suivra de près, la

matrice se trouvant assez dilatée
pour ne plus la retenir , comme
elle faisoit dans le commencement,
l'orifice ceignant alors la tête comme une espèce de couronne, c'est
pour lors qu'on dit que l'enfant est
au couronnement. Après avoir
laissé passer quelques douleurs , on
se déterminera à percer les membranes , ce qui doit se faire dans
le moment de l'effort , ou de la
douleur , & l'enfant sort souvent
en même-tems , rien ne s'oppo-
sant à sa sortie. L'on se servira pour
les percer du bout du doigt , d'un
gros grain de sel , ou de la pointe
d'un curedent, évitant d'employer
la pointe des ciseaux , ou autre
instrument trop aigu , capable de
blesser l'enfant.

On ne doit point mettre la femme à découvert , comme plusieurs
le font , si l'on ne rougit point de
l'indécence qu'il y a de la laisser
ainsi toute nuë , exposée à la vûe
des spectatrices , on doit au moins

la cacher avec soin, pour garantir ses parties de l'impreſſion du froid, qui pourroit lui être préjudiciable; d'ailleurs la vûë en ces cas là nous eſt inutile, puiſque ce ſont nos mains qui doivent ſentir, & nous faire diſtinguer ce qui ſe paſſe. On devroit dès le commencement que l'on pratique l'Art dés Accouchemens, ſe faire un exercice d'apprendre, les yeux fermés, & de reconnoître tout par le taɕt.

Lorſque l'enfant paroîtra diſpoſé à ſortir, on tiendra une main de chaque côté de la partie, pour que les pouces en les applatiſſant l'écartent à meſure que l'enfant s'avancera, & l'on repouſſera les grandes lèvres pendant ſa ſortie. La tête étant ſortie, il faut le retenir tout de ſuite, en gliſſant les doigts ſous la mâchoire, ſans prendre la tête par les oreilles, crainte de les arracher, ce qui eſt arrivé plus d'une fois. En tenant ainſi la tête, on ne doit point tirer l'en-

fant avec trop de violence, par le
danger auquel on l'exposeroit, si
le cordon se trouvoit autour du
col, ou de quelqu'autre partie,
comme je le ferai observer.

Il arrive quelquefois, comme le
dit M. Dionis, que l'enfant parvenu au couronnement, y reste
pendant quelque tems par la résistance que cette couronne, c'est-
à-dire, l'orifice fait à s'ouvrir suffisamment pour sa sortie, & que
la tête de l'enfant, dont les su-
tures ne font pas encore formées,
s'allonge en pointe dans le vuide
de la couronne, mais qu'enfin par
les efforts réïtérés de l'enfant, qui
font alors plus violens, parce
qu'il a la liberté de s'étendre davantage, efforts d'ailleurs secon-
dés de l'action de la matrice, de
celle des muscles du bas ventre,
& du diaphragme ; il force cette
barrière, & entre dans le vagin,
c'est alors que l'on dit que l'enfant est au passage. Surquoi il est

à remarquer que la sortie de l'enfant dépend bien moins de ses efforts particuliers que de l'action
de ces trois organes.

Quoique le plus fort soit fait,
l'enfant n'est pas hors d'affaire, il
trouve souvent de la résistance à
l'entrée de ce conduit ; les nymphes & les grandes lèvres ne prêtant point assez pour permettre sa
sortie. La tête de l'enfant, se présente, on la voit, & elle ne peut
se débarrasser sans le secours d'une
habile Sage-femme , ou d'un Accoucheur qui avec ses deux mains,
qu'il glisse entre la tête & les
grandes lèvres , les oblige de s'é-
carter pour la laisser avancer : alors
coulant ses doigts jusques sous les
mâchoires de l'enfant , il le tire
dehors ; mais il ne suffit pas que la
tête soit sortie, il est nécessaire que
les épaules suivent. Il ne faut pas
tirer la tête avec trop de violence ,
on doit la tirer un peu à droite pour
dégager une épaule , & ensuite à

gauche pour faire venir l'autre , &
si l'on ne peut réussir par ce moyen,
il faut couler deux doigts le long
du col , jusqu'à une des aisselles ,
pour débarrasser une épaule , & en
faire autant de l'autre côté pour
débarrasser l'autre ; de cette manière les épaules étant passées , le
reste du corps suit sans peine.

En parlant de la matrice , j'ai
dit que la vessie , dont la figure approche de celle d'une bouteille
renversée , étoit située à sa partie
antérieure , immédiatement derr-
rière les os pubis. L'on ne doit
donc point s'étonner , si l'on voit
quelquefois des femmes enceintes
ne pouvoir retenir leur urine , &
d'autres qui ont une indisposition
contraire , ne rendant leur urine
que difficilement ; il arrive même
quelquefois que l'on est obligé de
sonder ces dernières , c'est à-dire
d'introduire dans le méat urinaire ,
ou l'orifice du conduit de l'urine ,
une

une sonde creuse nommée *Algalie*,
qui pénétrant jusque dans la vessie, facilite la sortie des urines.
L'on sent bien que la première de
ces indispositions, nommée *incon-*
tinence d'urine, dépend de la compression que le fond de la vessie
reçoit de la part de la matrice,
dont le volume se trouve alors considérablement augmenté; & que la
seconde, appellée *Rétention d'u-*
rine, a pour cause la compression
de son col, produite aussi par l'aug-
mentation du volume de la matrice.

L'on doit attribuer de même à
la compression que reçoivent les
veines iliaques de la part de la matrice, les gonflemens œdémateux,
& les varices, qui surviennent le
plus souvent vers la fin de la grossesse, tant aux cuisses, qu'aux
parties extérieures de la génération, & les hémorrhoides qui in-
commodent la plupart des femmes
enceintes.

G

CHAPITRE XIV.

De la ligature du cordon.

J'Ai dit au Chapitre précédent qu'il ne falloit point tirer l'enfant avec trop de violence ; cette précaution est si nécessaire, que s'il arrivoit que le cordon formât un ou deux tours au col , ou à quelqu'autre partie , l'on pourroit en tirant ainsi l'enfant, détacher tout-à-coup l'arrière-faix , & exciter une perte de sang considérable. On pourroit encore causer un renversement de la matrice , en entraînant son fond vers l'orifice , si l'arrière-faix y étoit très-adhérant ; on risqueroit enfin de rompre le cordon près du placenta, ce qui rendroit l'opération plus difficile , étant obligée alors de porter la main dans la matrice pour en faire la séparation ; souvent mê-

me les gros cordons se cassent plus
aisément que ceux qui sont déliés.

L'enfant étant sorti, on l'appro-
chera de la partie de la mère,
prenant garde que le nez ne soit
en dessous, crainte qu'il ne soit
suffoqué, ou qu'il n'avale ce que
la femme perd dans ces momens :
on le retirera ensuite & on le mettra sur le dos, ou encore mieux
sur le côté. Lorsque par ses cris
il aura donné des marques de vie,
on lui noüera le cordon, en tournant deux ou trois fois le fil que
l'on serrera assez, pour prévenir
l'hémorrhagie qui pourroit arriver,
si l'on n'avoit cette précaution,
& qui seroit capable de causer la
mort de l'enfant, ce que l'on a
vû arriver ; on évitera aussi de le
lier trop serré, crainte de le couper, ou d'occasionner des douleurs
très-vives qui sont quelquefois sui-
vies de convulsions ; ce que Viar-
del dit avoir vû.

La ligature du cordon étant faite, pour s'assurer si on l'a assez serrée, il n'y a, après l'avoir coupé, qu'à en essuyer le bout avec un linge, & examiner s'il n'en sort rien; s'il suinte quelque chose, c'est une marque qu'elle n'est point assez serrée, & il faut nécessairement la serrer davantage; & l'on doit regarder comme une preuve que le cordon est suffisamment serré, lorsque rien ne sort.

La distance de la ligature au nombril doit être de deux travers de doigt au plus, on fera une seconde ligature, à trois travers de doigt de la première, & on coupera le cordon entre les deux. Quelques-uns conseillent, avant que de couper le cordon de faire une troisième ligature immédiatement au-dessus de la première, pour prévenir l'hémorrhagie, qui ne manqueroit pas d'arriver, si cette première ligature venoit à se lâcher.

J'ai dit qu'il falloit couper le cordon entre les deux ligatures, pour faire sentir la nécessité de lier la portion du cordon qui répond au placenta encore attaché à la matrice ; car la sortie du sang qui s'écoule par la veine ombilicale, mettroit la mère en grand danger, si elle ne lui causoit la mort. On lit dans un Ouvrage de M. Méry, Premier Chirurgien de l'Hôtel-Dieu de Paris, une Lettre qui lui fut communiquée par M. Aubert, Chirurgien de la même Ville, qui prouve la nécessité de cette ligature. Ce Chirurgien fut appellé au secours d'une personne qui avoit caché sa grossesse à sa famille. Le terme venu qu'elle devoit accoucher, elle fut surprise la nuit, & entra en travail sans autre secours que celui de son frere, qui accourut aux cris que les douleurs lui faisoient pousser. Étonné de voir un enfant, qui parut dans le moment, il prit, tout en

barrassé qu'il étoit, un fil dont il
lia le cordon proche l'ombilic,
le coupa au-dessus de la ligature,
& se retira ensuite, ne sçachant
pas qu'il y eût autre chose à faire.
Peu de tems après cette infortunée
fille se sentant affoiblir considérablement, s'écria qu'elle se mou-
roit, ce qui obligea le frere d'a-
peller M. Aubert, qui trouva l'Accouchée baignée dans son sang.
En l'examinant, il sentit le placenta attaché au fond de la matrice, le cordon pendant hors de
la vulve sans ligature, par lequel il
s'étoit déjà écoulé deux à trois
pintes de sang. Ce Chirurgien
ayant noué le cordon, la perte
cessa dans le moment, & l'Accouchée étant délivrée, se trouva
hors de danger.

Ces ligatures étant faites, on
remettra l'enfant entre les mains
d'une personne entendue, qui l'enveloppera d'un linge chaud, &
l'emmaillotera.

Si avant de faire la première
ligature, l'enfant donnoit des marques de foiblesse, on s'attacheroit
alors à le fortifier, en mettant tout-
au-tour du cordon, & même sur
la tête, la poitrine & le ventre,
des linges trempés dans du vin
chaud ou de l'eau de-vie ; on lui
souffleroit même quelques gouttes
de ces liqueurs dans la bouche,
& dans le nez.

On conseille aussi de faire écra-
ser de l'oignon près des narines
de l'enfant, pour lui en faire recevoir l'odeur. Lorsque par ces
différens moyens ses forces com-
menceront à revenir, ce dont on
s'appercevra par les battemens des
artères ombilicales, qui se feront
sentir tout le long du cordon, ou
par de petits soupirs entre-mêlés
de sanglots, & enfin par ses cris,
on se disposera à faire la première
ligature, & ensuite la seconde,
pour couper le cordon entre les
deux, comme je l'ai dit.

G iiij

M. de la Motte, dans son *Traité sur les Accouchemens*, rapporte trois Obfervations, pour montrer ce qu'il y a à craindre de la ligature trop ferrée du cordon, comment on doit y remédier, & ce qu'il faut faire à celui qui a été arraché.

Il dit que l'enfant d'un de fes amis, ayant eu le cordon lié trop près du ventre, avec un fil très-délié, & trop ferré, ce qui joint à la délicateffe du cordon, qui étoit très-menu, lui donna lieu de fe rompre tout près du ventre dès le lendemain de la ligature. Le fang qui s'écoula par la playe, quoiqu'en petite quantité, mit l'allarme dans la maifon. Les Chirurgiens qui furent appellés, craignant les fuites de cette hémorrhagie, jugèrent qu'il falloit pincer avec un inftrument en forme de bec de corbin, un peu de la peau voifine, & tâcher de faifir l'extrémité des vaiffeaux rompus, persuadés qu'en serrant tout ce qui auroit été pincé avec un fil ciré ils viendroient à bout d'arrêter l'hémorrhagie. Ces Chirurgiens ne furent point trompés dans leur attente, l'hémorrhagie cessa; mais les effets de cette ligature trop serrée, devinrent funestes à l'enfant, qui mourut par les grandes douleurs qu'elle lui causa, & par l'inflammation des parties voisines, qui s'étendit même jusque dans le ventre, qui lui succéda. M. de la Motte blâme ces Chirurgiens d'avoir employé d'abord un moyen si violent, eu égard à la délicatesse de l'enfant, & au peu de sang qui couloit par la playe ; car c'étoit plutôt un suintement, qu'une hémorrhagie d'aucune conséquence, & ce suintement eût été arrêté par l'application de quelque remède simple, sans en venir à l'extrême qu'ils ont employé, comme il est prouvé par l'Observation suivante.

M. de la Motte fut appellé au secours d'une femme en travail à deux heures après minuit, quelque diligence qu'il pût faire, il n'arriva qu'après la sortie de l'enfant, qui étoit tombé sur le plancher, la femme ayant été surprise de la dernière douleur, étant debout, dont l'arrière-faix étoit resté dans la matrice, & le cordon de l'ombilic rompu, ou plutôt arraché jusque dans le ventre de l'enfant ; de manière qu'il n'étoit pas resté la moindre extrémité d'aucun des vaisseaux qui le composoient, pas même aucun vestige, & d'où il ne sortoit aucune goutte de sang ; le lieu étant comme une excoriation un peu profonde qui se seroit faite ; ce qui détermina M. de la Motte, à donner d'abord ses soins à la mère, qu'il fit coucher dans son lit, après quoi il détacha l'arrière-faix, qui étoit fort adhérant à la matrice, & le tira au dehors, le cordon qui étoit très-foible & très-

petit ne lui ayant été d'aucun
secours. Il appliqua ensuite sur la
playe du nombril un petit tampon
de charpie séche, qui remplissoit
le lieu d'où le cordon avoit été
arraché, & le soutint par une emplâtre de poix noire, une petite
compresse, & un bandage con-
tentif fait d'un linge plié en trois
ou quatre doubles. L'emplâtre se
détacha quelques jours après d'elle-même, & la playe du cordon
se trouva cicatrisée.

La crainte que l'hémorrhagie
ne survint, après que l'enfant seroit revenu de sa syncope, obligea
M. de la Motte de soutenir le petit appareil par un bandage.

La troisième Observation concerne une petite fille de trois
jours, à laquelle le cordon de
l'ombilic venoit de se détacher,
& dont il avoit suinté assez de sang
pour imbiber une petite compresse
pliée en quatre, ce qui causa, dit
M. de la Motte, une allarme d'au-

tant plus grande , que l'âge de la
mère ne laiſſoit guere eſpérer d'autres enfans ; mais il rétablit bien-
tôt le calme , en promettant une
prompte guériſon , qui fut ſuivie
de ſon effet. Il appliqua ſur la
playe un plumaceau de charpie ſé-
che qu'il couvrit d'une emplâtre
de diapalme , & ſoutint le tout
par un petit bandage , juſqu'à ce
que l'endroit d'où le cordon s'é-
toit détaché trop-tôt , fut cica-
triſé , ce qui arriva ſept à huit jours
après.

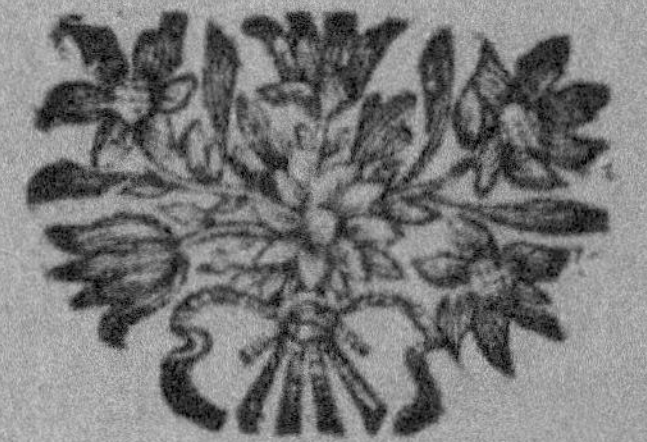

CHAPITRE XV.

De la manière de délivrer la femme.

LOrsqu'ayant fait mettre l'enfant dans un linge chaud, & que l'on s'est assurée en passant la main sur le ventre de la mère, qu'il n'y en a pas un second ou un troisième, on se déterminera à délivrer la femme. On prendra le cordon, après l'avoir enveloppé d'un linge sec, pour qu'il ne glisse pas, si l'on n'aime mieux en faire plusieurs tours à sa main gauche, tandis que de la droite on le suivra en allongeant le doigt indice dessus, jusqu'à l'entrée de la partie de la femme ; on le balancera à droite & à gauche, en le tirant tout doucement à soi, pour qu'il se détache peu-à-peu. On recommandera à la femme de pousser

doucement en bas , on la fera souffler dans sa main , & on lui frotte-
ra légérement le ventre à la région
de la matrice ; si l'arrière-faix n'est
pas trop adhérant , il se détachera
comme de lui-même , par ces différens moyens.

Si le placenta ne se détachoit
point alors , l'on s'y prendroit
de la manière que je le dirai
dans le Chapitre trente - quatrième , où je ferai mention de
l'arrière-faix adhérant à la matrice.

L'on observera de ne point mettre la femme debout , ni de la faire
promener , comme il est d'usage
dans les campagnes. On ne lui
donnera pas non plus à boire de
l'eau froide en quantité , espérant
par ce moyen de faciliter le détachement du placenta , ce qui est
une pratique très-dangereuse pour
la femme.

Après avoir examiné si l'arrière-
faix est entier , on allongera les

jambes de la femme , & on les rapprochera. On la garantira du froid en la couvrant plus ou moins suivant la saison ; on la mettra dans cette attitude pour la laisser reposer quelque temps , & l'on donnera tous ses soins à l'enfant.

CHAPITRE XVI.

De la manière d'emmailloter l'Enfant.

ON doit, de toute nécessité, laver la tête de l'enfant avec du vin chaud, & un peu de beurre frais, pour ôter l'ordure qui s'y rencontre assez souvent, & ne point le présenter pour recevoir le Baptême dans un état dégoûtant. Si la maison étoit dénuée de tout, on le laveroit seulement avec de l'eau chaude. Pour le coëffer, on lui mettra une petite compresse de linge ou d'étoffe attachée à son

béguin, afin de couvrir la fontaine.
Cette précaution empêche que
l'enfant ne s'enrhume. L'on net-
toyera aussi le reste du corps de
la crasse qui le couvre, avec du
vin chaud & du beurre au moyen
d'une petite éponge fine ou d'un
linge. On enveloppera le cordon
avec un morceau de linge blanc
& usé, sur lequel on aura mis un
peu de beurre sans sel, d'huile ou
de suif; ensuite on prendra un autre morceau de linge double de
quatre travers de doigt de largeur,
pour lui faire une bande, qui étant
passée sous les reins, reviendra assujettir par devant la petite compresse qui renferme le cordon, un
point d'aiguille en fait la façon,
& est préférable aux épingles.
Cette bande est indispensable; on
doit la serrer légérement; elle sert
à contenir le nombril, qui pourroit sortir par les cris de l'enfant,
& lui causer une hernie, incom-
modité que je vois tous les jours
arriver

arriver pour n'avoir pas eu cette
attention.

La manière de mettre l'enfant
dans ses langes, est meilleure dans
ce pays qu'ailleurs ; la bande qu'on
ne doit point trop serrer , finit
aux genoux , les jambes & les pieds
sont toujours à l'aise dans les bouts
des langes , qui ne sont arrêtés
qu'avec une épingle. Cette méthode est si bonne , qu'il est rare
de voir ici des enfans qui soient
bancroches.

On ne doit faire téter l'enfant
qu'au bout de vingt-quatre heures :
cet intervalle lui sert à dégorger
ses phlegmes, & pendant ce tems-
là , on lui donnera un peu de vin
chaud avec du sucre, ou du sirop de
chicorée composé de rhubarbe.
On peut encore donner aux enfans
l'eau de miel , qui leur est très-
bonne , & est préférable au vin.
On en trouve aisément dans les
campagnes. On prendra une cuil-
lerée de miel , que l'on fera bouil-

lir dans deux verrées d'eau, parce qu'il faut que cette liqueur soit très-claire ; on l'écumera, & on la passera à travers un linge. Cette eau les purge très-doucement & sans colique. Si le sirop & l'eau de miel n'avoient point opéré, l'on examineroit si l'anus est libre, & s'il étoit fermé par une membrane, ou autrement, on appelleroit un Chirurgien pour y remédier.

On recommandera enfin que l'enfant soit toujours couché sur le côté, pour qu'il puisse rendre plus aisément les phlegmes qu'il doit rejetter ; car souvent il en est suffoqué, pour n'avoir pas eu cette précaution.

CHAPITRE XVII.

De la manière d'accommoder l'Accouchée, & du régime qu'elle doit observer.

LE temps qu'on a employé pour accommoder l'enfant, est suffisant pour que la mère se soit reposée. L'ayant placée sur le pied du lit, comme je l'ai dit, on peut en la tirant en haut la coucher, sans lui faire faire aucun mouvement, & par conséquent sans la fatiguer. On évitera par ce moyen de la mettre debout. On prendra une serviette pliée en trois, ou quelque linge qui puisse faire l'effet d'une bande : on la passera sous les reins, & on l'arrêtera en devant avec des épingles. Cette bande, ou serviette, ne doit pas être mise indifféremment; comme l'on doit commencer à la

ferrer au-deffus des os pubis , avant
de mettre la première épingle que
l'on ferrera plus que les autres , il
faut avec la main , remonter tout
doucement la matrice, pour qu'elle
ne foit pas comprimée.

On ne doit point ferrer cette
bande , ou cette ferviette , les premiers jours ; ce que l'on obferve
quelque fois fi peu , que l'on croit
faire beaucoup de bien à l'Accouchée , en la ferrant extraordinai-
rement , ce qu'il eft très-impor-
tant d'éviter ; car en la ferrant ainfi ,
on pourroit exciter non-feulement
de vives douleurs , mais même une
inflammation au bas-ventre. Les
premiers jours étant paffés , on aura foin de refferrer un peu la bande
chaque jour.

On couvrira le fein de l'Accouchée avec une ferviette fine , &
un peu ufée , que l'on aura fait
chauffer auparavant ; l'on aura foin
que la tête foit plus couverte qu'à
l'ordinaire. Je n'entre point dans

le détail de tous les linges néceffaires dans les couches. Comme
on ne les trouve que chez les perfonnes aifées, & que les Gardes
en fçavent l'ufage, je me difpen-
ferai d'en parler.

A l'égard du régime que doit
obferver la nouvelle Accouchée,
il eft prefque impoffible d'en pref-
crire un à ces pauvres malheu-
reufes. Peu s'en fallut que je ne
caufaffe la mort à une que j'avois
accouchée ; croyant que pour ré-
tablir fes forces le bon bouillon
feroit ce que je pourrois lui faire
prendre de meilleur ; mais je la
jettai dans un très-mauvais état
par ce changement de nourriture ;
il lui furvint un dévoyement, qui
l'auroit réduite à la mort, fi je
ne lui avois donné un remède,
qui fut cependant moins efficace
que fa nourriture ordinaire, à laquelle je fus obligé de la remettre. D'ailleurs prefque toutes les
femmes de campagne nourriffent

leurs enfans. Cette évacuation de
leur lait les garantit des suites fâcheuses des couches, pourvû qu'elles ayent été ménagées dans leur
accouchement. On doit prendre
garde si elles perdent assez, si elles
urinent souvent & sans douleur,
si le ventre n'est point tendu, si
elles vont facilement à la selle ; &
si elles étoient quelques jours sans
y aller, on leur feroit prendre un
lavement fait d'une décoction
d'herbes émollientes, ou seulement avec de l'eau, où l'on joindroit un peu de beurre, ou de la
graisse du porc.

Quoique ce Livre ne soit des-
tiné que pour les Accoucheuses
de campagne, cependant comme
elles peuvent être appellées auprès de quelques Dames d'une
compléxion délicate, & qui ne
font point accoutumées à nourrir
leurs enfans, j'entrerai dans un
détail plus circonstancié sur les

soins que l'on doit se donner auprès d'une Accouchée.

Les femmes délicates se con-
duisent d'une manière différente,
que les femmes de la campagne.
Lorsqu'elles sont dans leur lit, on
doit leur donner un bouillon, & supposé que la Garde ne soit pas bien
entendue, on lui recommandera
d'en donner un de trois en trois heures; ce ne sera cependant qu'après
avoir sçu de l'Accouchée, si elle
est d'un grand appétit: en ce cas
les simples bouillons ne suffiroient
pas, on y joindroit quelques petites soupes de pain blanc, cou-
pées très-minces, & en petite
quantité, qu'on laisseroit simplement tremper dans le bouillon sans
les faire mitonner, ce qui les rendroit de difficile digestion. L'on
aura soin que dans le bouillon il
n'entre point de veau, étant contraire à certains tempérammens,
& pouvant exciter le dévoyement.

On donnera pour boisson ordinaire la tisanne de chiendent,
que l'on fortifiera avec un peu de
bon vin, supposé que la femme
soit accoutumée à en boire, mais
si elle n'en buvoit pas, au lieu
de vin, on y ajoûteroit un peu de
sirop de capillaire, observant toujours que la boisson soit donnée
tiéde.

L'on ne doit point exciter la sueur
par un air trop chaud dans la chambre, ou par trop de couvertures.
La précaution que l'on aura de
faire observer à l'Accouchée beaucoup de ménagement dans ses alimens, est très-salutaire ; la fièvre
de lait n'en sera pas si violente &
durera moins. Lorsque la fièvre
est cessée, on peut laisser à la femme la liberté de manger, mais avec
modération pendant quelques jours
c'est-à-dire, que le cinquième ou le
sixième jour, elle peut manger un
peu de volaille le matin, & elle
doit s'en abstenir le soir, jusqu'à
ce

ce qu'elle commence à se lever,
& à faire un peu d'exercice.

Il est essentiel de s'instruire si
les lochies, ou vuidanges, cou-
lent suffisamment, on doit demander à la Garde à voir les chauf-
foirs, ce que l'on ne peut chez la
plupart des femmes de la campagne, qui n'en font point d'usage.
On observera si la perte est considérable, afin de ne rien laisser
à appréhender pour les suites,
soit qu'elle fût trop grande, ou que
la femme ne perdit point assez. Le
premier jour le sang doit être d'un
beau rouge, & couler assez abon-
damment ; le second jour il doit
fluer avec moins d'abondance &
le troisième il perd de sa couleur, se
trouvant plus pâle. Il arrive même
quelquefois que l'Accouchée ne
perd presque pas, parce que le
lait montant au sein suspend la
perte ; ce dont il ne faut pas s'in-
quiéter, pourvu que cette suppres-
fion ne soit accompagnée d'aucun

I

accident fâcheux , comme de la difficulté de respirer , de la fièvre & de la tension du ventre ; car alors il faudroit demander du conseil , y ayant à craindre pour la malade ; cependant en y remédiant de bonne heure , on préviendra les accidens que le lait peut occasionner , & pour cela on fera user les premiers jours d'une infusion d'armoise , si les vuidanges ou lochies ne couloient pas suffisamment ; & pour empêcher que le lait ne se porte au sein avec trop de violence , & n'y séjourne trop long-tems , on lui donnera un bouillon de cerfeuil , dans lequel on fera dissoudre un gros d'*Arcanum duplicatum* , ou de sel de Glauber. Ces sels sont très-bons pour empêcher que le lait ne se grumele dans le sein , que l'on aura soin de tenir couvert & chaudement , ou ne s'épanche sur quelque partie du corps. On mettra sur le sein de l'onguent po-

puleum, ou de l'huile d'olive avec de l'étoupe de lin ; le miel eſt encore fort bon. On préférera ces remèdes à tous les autres , parce qu'ils ſont très-doux.

CHAPITRE XVIII.

Des tranchées qui arrivent aux Accouchées, des hémorroïdes , & de la néceſſité de baſſiner la partie.

ON employe divers remèdes pour ſoulager la femme dans les violentes douleurs de colique, qu'elle reſſent les premiers jours de ſa couche. Je puis dire avoir mis en uſage tous ceux qu'on m'a aſſuré être bons , ſans en avoir trouvé aucun d'efficace ; le ſeul que je conſeillerois , c'eſt l'uſage des lavemens faits avec la décoction des herbes émollientes , &

d'appliquer ces herbes fur le ventre : on aura foin d'en entretenir
la chaleur au moyen des linges
qu'on fera chauffer de tems en
tems. Voilà ce que j'ai trouvé de
meilleur pour calmer ces douleurs.
On a coutume de faire avaler de
l'huile d'amandes douces, & même en quantité ; fi néanmoins elle
provoquoit le vomiffement, l'on
en donneroit peu ; car les vomif-
femens feroient plus dangereux
que les tranchées, dont on n'a
point à craindre les fuites, lorfqu'elles ne font que momenta-
nées, & que la femme fent qu'elle
perd à chaque douleur.

Il eft des femmes qui après être
accouchées, fouffrent des douleurs
d'hémorroïdes, on leur fera prendre une tifanne faite avec la
graine de lin ; on appliquera fur
la partie un linge couvert d'onguent *populeum.* Il y a quantité de
remèdes dont je ne parlerai point,

chaque personne ayant le sien pour
ces sortes de maladies.

Je sçai qu'il est difficile d'engager les femmes de la campagne,
& même quelques-unes des villes,
à se bassiner dans leurs couches;
il faut pourtant les y déterminer
en leur remontrant la nécessité de
le faire. On peut leur en parler
sans blesser la modestie; elles souffrent souvent sans oser se plaindre,
surtout aux premiers accouchemens, où la partie est presque toujours un peu déchirée, ce qui
forme une petite playe, qui peut
s'augmenter par l'âcreté du sang
& des lochies. On leur fera faire
d'abord des lotions avec du lait
& du cerfeuil, ou de l'eau de guimauve. S'il survient des deman-
geaisons, on fera ces lotions avec
un mélange d'eau & de vinaigre,
& ensuite avec du vin suffisamment chaud.

I iij

CHAPITRE XIX.

Du dévoyement qui survient à la Femme les premiers jours des couches.

LE dévoyement dans les premiers jours des couches devient quelquefois dangereux, si on le néglige, ou qu'on l'arrête tout-à-coup ; c'est à quoi il faut bien prendre garde. L'on ne doit point employer indifféremment tous les remèdes enseignés par des bonnes femmes, ou par des Gardes mal instruites. Le dévoyement est souvent occasionné pour avoir fait prendre trop d'aliment à la femme durant son travail, ou pour lui avoir donné des remèdes trop violens dans la vûe d'exciter ses douleurs, ou enfin parce que l'on ne s'est point informée, avant que la femme accouchât, s'il y avoit

du tems qu'elle eût été à la selle.
Les excrémens retenus trop long-
tems occasionnent très-souvent le
dévoyement. On fera prendre à la
femme des lavemens composés de
lait, auquel on joindra le jaune
d'un œuf frais & un peu de sucre.
Ces remèdes sont très-adoucis-
sans. Après avoir usé quelques
jours de ces lavemens, l'on pourra en faire avec la décoction de la
plante appellée *queue de cheval*,
ou *prêle*, ou avec celle de l'écorce
de grenade, en délayant dans
chaque lavement un jaune d'œuf.
On en donnera deux petits par
jour, & l'on aura soin de faire
prendre de bon bouillon à l'Accouchée, pour qu'elle ne soit point
trop affoiblie; mais si la fièvre survient, & que les évacuations commencent à se supprimer, l'on ne
sçauroit trop-tôt appeller un Médecin, ou un habile Chirurgien.

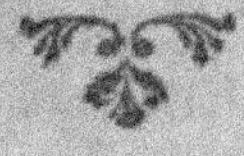

CHAPITRE XX.

De l'Accouchement laborieux à cause du passage trop étroit.

Lorsque l'enfant a la tête trop grosse à proportion de la largeur du petit bassin, l'accouchement devient laborieux pour la mère & pour l'enfant ; soit que cette largeur soit diminuée par l'approche des os *ischion*, soit par celle de l'os *sacrum*, vers les os *pubis*, laquelle s'est trouvée quelquefois si considérable, qu'au lieu de laisser entr'eux un espace d'environ quatre pouces & quelques lignes, qui est le plus ordinaire, la distance de l'un à l'autre, n'a été qu'environ de deux pouces & quelques lignes. Un pareil cas arriva à Paris, il y a quelques années, à la nommée Duverger : il

en eſt fait mention dans un Livre
d'Anatomie , compoſé par un Chirurgien de cette ville. On y dit
que cette femme devenue enceinte , fit venir ſur la fin de ſon terme
M. Soumain, célèbre Accoucheur,
qui ayant reconnu en la touchant
la conformation extraordinaire du
baſſin , appella pluſieurs de ſes
Confrères des plus renommés ,
qui ayant auſſi reconnu cette diſpoſition contre nature , jugèrent
qu'il n'étoit pas poſſible d'accoucher la femme par la voye ordinaire , & convinrent de la néceſſité de l'opération céſarienne, c'eſt-
à-dire , de faire une inciſion , tant
aux parties contenantes du ventre,
qu'à la matrice , & d'ouvrir la poche ou ſac , formé par les membranes *Chorion* & *Amnios* , pour
en retirer le fétus. L'enfant qui
vint au monde par cette opération avoit le volume d'un enfant
à terme : il vécut pluſieurs jours ,

& la mère jouit aujourd'hui d'une parfaite santé.

Mais si l'accouchement n'étoit laborieux que par la disposition particulière du coccyx qui se porteroit trop en devant, & que ce fût dans une femme d'un certain âge, qui accouchât pour la première fois ; les cartilages & les ligamens qui permetrent à cet os de se porter en arrière, lorsqu'il est comprimé par la tête de l'enfant, ne prêtant alors que difficilement : aussi remarque-t-on que ces femmes souffrent plus long-tems que les jeunes ; pour faciliter leur accouchement, on insinuera la main toute entière dans la partie, on la passera sous la tête de l'enfant, en apuyant un peu sur le coccyx pour le forcer à se porter en arrière, à mesure que l'enfant s'avancera ; ce qui facilitera beaucoup sa sortie.

Lorsque l'enfant reste trop long-

tems au paſſage , on doit lui aſſurer la vie ſpirituelle par le Baptême,
ce qui ſe fait toujours ſous con-
dition , en lui verſant de l'eau ſur
la tête , ou en lui faiſant parvenir par une canule de ſeringue ,
& prononçant ces paroles : *Enfant,
ſi tu es vivant , je te baptiſe au nom
du Pere , du Fils , & du Saint-
Eſprit* , & lorſqu'il ſera porté à
l'Egliſe , on avertira le Prêtre que
l'enfant a été ondoyé.

Dans tous les accouchemens
contre nature , auſſi-tôt que l'on
peut faire avancer un pied dans le
paſſage , on doit donner à l'enfant
le Baptême, avant que d'aller chercher l'autre pied ; le tems que l'on
mettroit , pour le faire venir , pourroit priver l'enfant du bonheur éter-
nel. C'eſt un des grands reproches
que l'on puiſſe ſe faire, ſi l'on y man-
quoit. La même choſe doit être
obſervée , lorſqu'au lieu d'un pied ,
ou de la tête, l'enfant préſente quelqu'autre partie.

CHAPITRE XXI.

De l'Accouchement où l'Enfant est arrêté au passage par des épaules trop larges.

IL arrive quelquefois que les épaules de l'enfant sont trop larges à proportion du volume de la tête. On ne s'attend point à trouver d'obstacle à sa sortie, lorsque la tête est hors de la partie ; le secours d'une main habile est néanmoins très-nécessaire pour conserver la vie à l'enfant ; car souvent il meurt par la faute de celle qui pratique cet Art , ce que j'ai vû arriver plus d'une fois. On se donnera bien de garde de tirer de toutes ses forces , l'enfant étant foible , la tête pourroit se séparer. Lorsque la tête sera sortie , si le tronc ne suit pas , on cédera dans l'instant , & on passera la main gauche sous le menton , pour soutenir la tête , afin d'empêcher que le nez ne soit porté vers le fondement de la mère , & que par cette attitude l'enfant ne soit suffoqué. En lui tenant la tête en droite ligne , on insinuera le doigt indice de la main droite sur la poitrine pour le glisser sous l'aisselle, on recourbera ce doigt en forme de crochet, on dégagera l'épaule , que l'on fera sortir de la partie, & par l'effort que la femme fera obligée de faire , on aura l'enfant en vie , sans lui avoir fait aucun mal ; mais supposé qu'il ne cédât point à cette façon de s'y prendre à raison de la largeur extraordinaire des épaules, on fera soutenir la tête par quelqu'unes des assistantes , ou par la Garde, précaution absolument nécessaire , & on dégagera les deux épaules , l'une après l'autre , ou toutes les deux deux en même-tems , en insinuant un doigt de chaque main sous les

aiſſelles , & lorſqu'elles ſeront un
peu avancées , on aura l'enfant dans
l'inſtant. On introduira les doigts
du côté du fondement de la mère ,
parce que le vagin étant une partie
charnue & membraneuſe , prête
facilement , ce qui n'arriveroit pas,
ſi l'on paſſoit les doigts au deſſus ,
les os *iſchion* ne prêtant point , il
ſeroit impoſſible d'en venir à bout.
Par cette méthode , on conſervera
la vie à pluſieurs enfans , qui périſſent par l'ignorance de certains
Chirurgiens de village , ou de femmes ſans expérience , qui n'ont
d'autre reſſource que celle de ſé-
parer la tête , ou de ſe ſervir de
crochets , ou d'une cuilliere à pot ,
pour faire ſortir par morceaux le
reſte du corps.

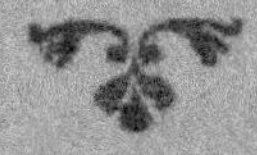

CHAPITRE XXII.

De la difficulté d'accoucher, lorsque l'orifice de la matrice se resserre tout-à-coup, après avoir laissé passer la tête.

IL est encore un obstacle à la sortie de l'enfant, quoique la tête soit à moitié hors de la partie ; sçavoir, lorsque l'orifice de la matrice se resserrant tout-à-coup, les épaules ne peuvent suivre à cause de cet étranglement, qui seroit capable de causer la mort à l'enfant, si l'on n'y apportoit du secours sur le champ. Il faut alors se donner bien de garde de tirer l'enfant à soi ; car l'on entraîneroit en même-tems la matrice, ce qui feroit perdre la vie à la mère.

Après avoir tenté, comme je l'ai dit, de tirer l'enfant avec ménagement, si l'on sent de la ré-

fiftance, on infinuera un doigt pour
en découvrir la caufe ; on reconnoîtra par ce moyen que la difficulté vient de l'orifice, en le fen-
tant tout au-tour du col de l'enfant, à qui il forme une efpèce de
collier : on le dilatera facilement,
en infinuant un doigt de chaque
main, que l'on paffera entre l'enfant & l'orifice ; on tournera ce
doigt tout au tour pour en procurer la dilatation, & il faudra aller
chercher les épaules : on empêchera la femme de pouffer en bas,
crainte que la matrice ne fe refferre de plus en plus. Si la matrice étoit reftée à fec par l'écoulement des eaux, on fe graifferoit
les mains avec du beurre fans fel,
ou de l'huile, ce qui rendroit l'o-
rifice plus fouple, en obfervant
toujours de faire foutenir la tête
de l'enfant, crainte qu'il ne foit
fuffoqué.

CHAPITRE

CHAPITRE XXIII.

De l'Accouchement où la matrice précède la sortie de l'Enfant.

IL arrive quelquefois que la matrice defcend confidérablement dans le vagin, & au point que l'orifice fe trouve au bord de la partie, fans pour cela que l'enfant foit encore defcendu. Cet accident eft plus commun dans les campagnes que par tout ailleurs, les femmes y étant plus fujettes au relâchement de matrice, par la faute de celles qui les accouchent, foit en les faifant tenir debout, foit en leur recommandant de pouffer en bas dès l'inftant de leurs premières douleurs, fouvent même fans qu'il y ait apparence d'accouchement.

Lorfqu'on s'appercevra que la matrice s'avance au devant de la

tête de l'enfant, on se gardera bien
de faire pousser la femme : on la
fera coucher de façon qu'elle ait
la tête plus basse que dans l'accouchement ordinaire. On insinuera
la main toute entière dans la partie ; car un seul , & même deux
doigts ne suffiroient pas. On repoussera tout doucement la matrice , en écartant les doigts ; on la
soutiendra , & l'on attendra que
la tête se fasse sentir sans retirer la
main , attitude qu'il faut nécessairement garder, jusqu'à ce que l'enfant soit prêt à venir : on repoussera alors avec le bout des doigts
l'orifice , à mesure que la tête s'a-
vancera , & que la femme fera va-
loir ses douleurs. Après avoir délivré la femme avec beaucoup de
précaution , c'est-à-dire , en ne
la faisant point pousser, & ne tirant point trop fort le cordon ,
crainte que le fond de la matrice
ne soit entraîné par l'arrière-faix,
l'on remettra , après la sortie de

l'enfant , la main dans la matrice
en la repouffant dans fon fond ;
l'on attendra qu'elle commence
à fe refferrer , & alors on retirera
tout doucement la main. On fera
obferver à la femme d'être couchée la tête plus baffe qu'à l'ordinaire.

CHAPITRE XXIV.

*De l'Accouchement accompagné du
relâchement du vagin.*

IL eft encore une difficulté pour
l'accouchement , elle a pour
caufe le relâchement du vagin.
On diftingue ce relâchement de
celui de la matrice , en touchant
la femme ; car celui du vagin ne
laiffe point de vuide du côté du
fondement : il eft auffi plus liffe
que la matrice , parce que s'étant
dilaté , toutes les rugofités qu'on

y sent dans l'état ordinaire, se trouvent alors effacées. Il est de toute
nécessité d'y remédier, avant que
la femme accouche ; car l'enfant
ne pourroit sortir qu'avec beaucoup de peine, & sa sortie, jointe
aux efforts de la mère causeroit un
relâchement plus considérable.
Pour y remédier on s'y prendra
de la manière suivante. On repoussera un peu l'enfant, en mettant d'abord le bout des doigts
d'une main du côté du fondement,
évitant de le toucher du bout des
ongles, crainte de le blesser, &
continuant à pousser doucement
dans la partie, on y fera rentrer
le vagin ; on continuera d'avancer
la main, jusqu'à ce qu'elle se trouve sous l'orifice : on laissera la main
dans cette position pour retenir
le vagin ; l'on attendra que l'enfant avance, & à mesure qu'il ap-
prochera, on reculera la main.

Après avoir délivré la femme,
on peut aisément faire rentrer le

vagin , en mettant la main dans
la partie , comme je viens de le
dire.

On recommandera à la femme
de ne point faire des efforts pour
aller à la selle , ce que l'on ob-
tiendra par le moyen des lavemens , ainsi qu'on en use dans la
chûte de la matrice. Il est nécessaire de consulter un Médecin , ou
un habile Chirurgien pour ces maladies , & on leur fera un rapport
exact de tout ce que l'on aura observé.

CHAPITRE XXV.

Des différentes obliquités de la matrice.

J'Ai traité dans les Chapitres précédens des obstacles, qui peuvent rendre les accouchemens funestes à la mère & à l'enfant, quoiqu'il se présente bien, c'est-à-dire, par le sommet de la tête, que la matrice soit bien placée, que son orifice se trouve vis-à-vis de l'entrée du vagin, & de la partie de la femme, & qu'en la touchant, on le sente directement au milieu. Il est encore des difficultés qui ont pour cause les différentes obliquités de la matrice, & qui rendroient la sortie de l'enfant impossible, si l'on n'y apportoit du secours.

Les relâchemens de la matrice prouvent assez que les ligamens

qui l'affujétiffent, ont de la facilité à s'étendre. J'ai fouvent trouvé
que les ligamens d'un côté, ayant
plus prêté que les autres, avoient
donné lieu à la matrice de fe porter
vers le côté oppofé, ce que j'ai
reconnu par le toucher ; car au
lieu de rencontrer l'orifice de la
matrice au milieu, je le trouvois
de côté, & paffant la main fur le
ventre, je fentois aifément que la
matrice étoit penchée. Je remar-
quois en même-tems que lorfque
le corps de la matrice étoit incli-
né du côté droit, fon orifice étoit
tourné vers le côté gauche du baffin : or la tête de l'enfant appuyant
alors fur l'os innominé, elle y
trouve une forte réfiftance, & il
faut de néceffité que l'enfant & la
mère périffent, malgré toutes fes
douleurs, & les efforts qu'elle pourroit faire, fi l'on n'y apporte du fecours. Il en fera de même, fi l'enfant fe porte du côté gauche ; car
alors l'orifice fera tourné du côté

droit. Quelques fâcheuses que
soient ces différentes situations, &
quelques difficultés qu'elles pré-
sentent, on les surmontera aisément, en s'y prenant comme je
vais le dire.

Si l'orifice de la matrice est tourné du côté gauche, il faudra faire
coucher la femme du même côté,
car le poids de l'enfant qui se trouve du côté droit, le fera avancer
dans le milieu ; & tandis que la
femme restera dans cette attitude,
l'on insinuera deux ou trois doigts
de la main droite dans le vagin,
on les passera entre l'orifice de la
matrice & l'enfant, & avec la
main gauche, on poussera tout
doucement le ventre pour le faire
encore pencher. On ne doit point
faire ces sortes de réductions avec
violence, il faut au contraire s'y
prendre à plusieurs fois. On recommandera à la femme de ne
point pousser, jusqu'à ce que l'o-
rifice soit remis en sa place ; car
les

les efforts qu'elle feroit alors aug-
menteroient la difficulté , en pref-
fant plus fortement la tête fur l'os
innominé.

Il eft encore deux fortes d'obli-
quité de la matrice ; la première
eft lorfque l'orifice vient s'appuyer
fur l'os pubis. Il eft impoffible,
dans une pareille fituation , que
l'enfant forte fans le fecours de
l'art. Il faudra donc alors faire mettre la femme à genoux fur le lit
& qu'elle s'appuye fur les coudes
le plus qu'il fera poffible. Cette
attitude fera tomber l'enfant en
devant, & donnera plus de facilité d'amener l'orifice en fon lieu
naturel ; on fe fervira des doigts
pour le reculer doucement du côté
de l'os *facrum* , & l'on empêchera
la femme de faire des efforts pour
pouffer ; c'eft à quoi on doit bien
prendre garde dans ces fortes d'accouchemens.

La feconde & dernière obli-
quité de la matrice , c'eft lorfque

L

son fond se porte en devant , tandis que son orifice est jetté en arrière du côté de l'os *sacrum*. Cette
situation de la matrice approche
plus de la naturelle que les autres ,
parce que le ventre saillit sur le
devant , lorsque la femme est debout, & l'on est souvent obligée de
soulever un peu la tête de l'enfant
pour passer le doigt , afin de connoître si elle est en travail : il arrive quelquefois qu'en pareil cas ,
on ne touche que le bord de
l'orifice , sans pouvoir sentir les
différens dégrés de sa dilatation :
lorsqu'on trouve cette difficulté ,
il faut faire mettre la femme sur le
lit , & qu'elle soit un peu renversée : pour lors le fond de la matrice tombe sur le dos , & donne
la facilité de sentir l'orifice. Si l'o-
rifice ne posoit pas sur l'os *sacrum*
considérablement, comme il se rencontre dans les femmes à qui le ventre ne tombe pas tout à fait sur les
cuisses , en la laissant couchée , &

un peu renverſée, ſes douleurs ré-
duiront aiſément la matrice ; c'eſt
ce que je vois arriver tous les jours :
il n'eſt pas néceſſaire en ce cas de
fatiguer la femme ; car elle accouchera naturellement, ſurtout en
lui faiſant obſerver d'être couchée
comme je viens de le dire.

A l'égard des femmes, dont le
ventre eſt trop pendant, il n'eſt
pas poſſible que l'accouchement
ſe faſſe de lui-même, il ſaudra que
la femme & l'enfant périſſent faute
de ſecours ; l'orifice venant à péſer
ſur l'os *ſacrum*, l'enfant y ſera pouſ-
ſé violemment par les efforts de
la mère, & ne pourra jamais ſortir. Si en touchant la femme, le
doigt ne peut atteindre l'orifice,
on la fera coucher, & l'on inſinuera dans le vagïn toute la main,
après l'avoir graiſſée : on ſoule-
vera un peu la tête de l'enfant que
l'on ſent dans la matrice, on fera
encore pencher la femme en arrière le plus qu'il ſera poſſible, &

Lij

on poussera tout doucement le ventre en haut avec la main gauche, & des deux doigts de la main droite que l'on aura introduits dans l'orifice, on la tirera doucement en devant, observant toujours que la femme ne doit pousser que lorsque l'orifice sera réduit, & que la tête de l'enfant s'avancera. Ces réductions doivent se faire avec beaucoup de ménagement, & il faut y employer tout le tems nécessaire pour ne point violenter la matrice.

Dans les accouchemens où l'enfant se présente mal, si la matrice est oblique, il faudra de toute nécessité la remettre dans son lieu naturel, avant que de vouloir retourner l'enfant; car autrement il ne seroit pas possible d'en venir à bout.

L'on pourroit empêcher les femmes d'être exposées à ces sortes d'inclinaisons de la matrice, en leur conseillant, lorsqu'elles se

plaignent de porter leurs enfans
plus d'un côté que de l'autre, en
leur conseillant, dis-je, de se coucher du côté opposé. A l'égard de
celles dont le ventre tombe sur
les cuisses en forme de besace,
il faudra leur faire mettre de bonne
heure autour du corps, une serviette en forme de bande, qui ne
soit point trop serrée : par cette
précaution l'on empêchera que
l'enfant ne croisse dans cette mauvaise situation.

CHAPITRE XXVI.

De l'Accouchement où l'Enfant présente un pied, ou tous les deux ensemble.

L'Accouchement où l'enfant présente un pied, ou tous les deux ensemble, est le plus aisé de tous ceux où l'enfant vient mal, puisque quelque partie qu'il présente à l'orifice, si l'on en excepte le sommet de la tête, l'on est dans la nécessité de le faire venir par les pieds, étant la seule ressource que l'Art fournisse pour faciliter sa sortie.

On peut distinguer facilement les pieds, même avant que les membranes soient rompues. Dans cette position, la partie allongée qu'il présente, fait prendre aux membranes la même forme, & lorsque la douleur est passée, on

fent un pied, ou tous les deux
que l'on reconnoît aux talons, aux
chevilles & aux orteils. On ne
fçauroit prendre les mains pour
les pieds, leur forme fe trouvant
très-différente. Il ne faut pas attendre que l'enfant s'engage trop
avant dans le paffage, ce qui rendroit l'accouchement dangereux
pour deux raifons.

La première eft que fi la face
étoit tournée du côté du nombril
de la mère, ce qui arriveroit fi
l'enfant avoit le ventre en deffus,
la mâchoire s'accrocheroit aux os
pubis, & tous les efforts que l'on
feroit pour le tirer, ne ferviroient
qu'à lui féparer la tête d'avec le
tronc.

La feconde difficulté qui fur-
viendroit, c'eft que fi l'enfant ne
préfentoit qu'un pied, comme cela arrive fouvent, en tirant ce pied
fortement, l'autre étant plié derrière fon dos, & le genou venant à s'appuyer fur l'eftomac, ce

pied pourroit poſer ſur l'os pubis ; & l'effort que l'on feroit pour le tirer, ne ſerviroit qu'à le preſſer plus fortement ſur cet os, ce qui rendroit la ſortie de l'enfant très-difficile, & peut-être même impoſſible.

Lorſqu'on aura reconnu qu'un des pieds ſe préſente, que la dilatation de l'orifice eſt ſuffiſante, & qu'l ſe trouve éminci, on rompra les membranes, ſi elles ne l'étoient pas ; l'on attendra pour cela une forte douleur, la tenſion qui leur arrive alors les diſpoſant à être percées plus aiſément. Les membranes étant percées, on prendra un pied ou tous les deux, que l'on tirera également, on les amenera hors de la partie : on prendra un linge ſec & doux, dont on les enveloppera, pour qu'ils ne gliſſent pas des mains. Lorſqu'on aura paſſé les genoux, ſi l'enfant vient la face en-deſſus, on le retournera à meſure qu'on le tirera,

pour que le nez se trouve en-des-
sous du côté du fondement de la
mère. Cette précaution est absolument nécessaire pour empêcher
que la mâchoire ne s'accroche aux
os pubis. On abaissera les bras
l'un après l'autre , & si la tête
ne sort pas dans l'instant , loin de
la tirer avec violence , ce dont il
faut bien se garder , car on pourroit la séparer du tronc , on s'arrêtera , & on fera soutenir l'enfant
par quelqu'un , pour empêcher
qu'il ne soit suffoqué , & saisissant
la mâchoire inférieure , on glissera
le doigt indice de la main gauche
dans la bouche , pendant qu'on insinuera la main droite sur le derrière de la tête , pour la faire bais-
ser du côté du fondement de la
mère , on la tirera à soi , tandis
qu'une autre personne tirera l'enfant par les épaules.

Plusieurs Auteurs veulent, qu'a-
yant abaissé un bras , on laisse l'autre , pour que la tête soit conduite

plus directement ; mais je penfe
que lorfque la tête eft un peu
groffe , on rifqueroit alors de rendre la fortie de l'enfant plus difficile ; la longueur du tems que l'on
mettroit à l'avoir , deviendroit préjudiciable pour le bras , qui en fe
gonflant , formeroit une autre difficulté.

Si l'enfant ne préfentoit qu'un
pied , lorfqu'on l'auroit un peu
avancé dans la partie , on l'affu-
jéttiroit par un ruban , auquel on
feroit un nœud coulant , fans trop
le ferrer , & en fuivant le genou ,
on conduiroit la main fur la cuiffe
pour la paffer fur la partie de l'enfant, ou fur le derrière, fuivant fa po-
fition , & l'on fuivroit l'autre cuiffe
& la jambe : pour lors on prendroit ce pied que l'on ameneroit
au paffage. Quelquefois on eft
obligé de repouffer le premier ,
furtout s'il étoit trop avancé , & en
le faifant rentrer un peu, on fe fa-

cîliteroit le moyen de faire venir l'autre.

Il est essentiel de s'assurer que le pied que l'on tâche d'avoir, est celui qui appartient au même enfant ; car il arrive quelquefois que la matrice contient deux enfans, & même trois. On conçoit bien qu'en tirant indifféremment le premier pied que l'on trouveroit, on pourroit en tirer un d'un autre enfant, & les corps s'embarrassans l'un & l'autre, il en arriveroit la mort, tant des enfans que de la mère, étant de toute impossibilité qu'ils vinssent ensemble.

Cet inconvénient de tirer le pied d'un second, ou d'un troisième enfant, ne peut néanmoins avoir lieu, que lorsque les membranes qui renferment chaque fétus en particulier, ont été déchirées, ou qu'enfin deux fétus sont unis l'un à l'autre par la poitrine, ou autre partie du corps ; car on

fçait qu'alors ils font renfermés
dans une même enveloppe. Mais
ce dernier cas est fort rare.

CHAPITRE XXVII.

De l'Accouchement où l'Enfant pré-
fente les genoux , ou le
fondement.

IL eft aifé de diftinguer fi l'enfant
préfente les deux genoux , ou
un feul , furtout lorfque les membranes font rompues ; car l'on fent
l'os qui eft en devant , nommé la
rotule : fa rondeur & fa fermeté
n'empêchent pas qu'il ne differe
beaucoup de la tête ; puifqu'en
touchant , on fent un vuide de chaque côté , & qu'en y paffant le
doigt , on trouve le pli que fait
le genou , lorfque la jambe eft flé-
chie. On ne le laiffera point engager trop avant , & en fuivant
la jambe l'on ira prendre un pied ;

lorſqu'on l'aura , on dégagera l'autre , comme je l'ai dit.

Si l'enfant préſente le fondement, on peut le connoître à travers les membranes , lorſque la
douleur eſt paſſée ; car alors on
ſent un vuide au milieu , & une
groſſeur de chaque côté , mais ſou-
ple. S'il ne ſe préſentoit que de
côté , cette partie ſe diſtinguera
encore au toucher ; car en paſſant
le doigt tout-au-tour , on ſent le
pli que fait la cuiſſe , & de l'autre
côté le fondement : on ne peut ſe
tromper ſur la différence qu'il y a
entre cette partie & la tête.

Si la mauvaiſe ſituation de l'enfant donne lieu à la compreſſion
du ventre , il ne manque pas alors
de rendre le *mœconium* renfermé
dans les gros boyaux : c'eſt une
matière noire , qui reſſemble à de
la poix , & dont on trouve alors
ſon doigt couvert , ſi l'on touche
la femme dans ces momens.

Lorſqu'on ſera aſſurée que l'en-

fant présente le fondement , on
ne doit point le laisser engager
trop avant ; car il seroit très-difficile d'aller chercher les pieds , il
vaudroit mieux, si l'on n'étoit point
arrivée assez à tems , & qu'il fût
trop engagé dans le passage , le
laisser venir dans cette situation :
on risqueroit moins pour lui &
pour la mère ; mais s'il ne présentoit qu'un côté du derrière , cette
position de travers deviendroit
très-laborieuse , parce que l'autre
côté de la hanche s'appuyant fortement sur l'os du bassin de la femme , il ne seroit pas possible que
l'enfant pût sortir. Lorsqu'il ne
présentera qu'un côté du derrière,
on le repoussera tout doucement ,
pour le faire rentrer , & l'on passera un doigt de l'autre main, pour
aller chercher le pli de l'aîne : on
avancera l'autre côté afin que le
fondement se trouve directement
à l'orifice. Si on le laisse venir
dans cet état , on lui dégagera les

jambes, aussi-tôt que le derrière
sera passé.

Si l'on arrive auprès de la femme
assez à tems, & que l'on ait reconnu
que l'enfant présente le fondement, on terminera l'accouchement sans attendre qu'il s'engage.
On insinuera la main bien graissée,
& en suivant la fesse, la cuisse,
le genou, & la jambe, l'on ira
prendre un pied que l'on amenera
au passage, & on ira chercher
l'autre.

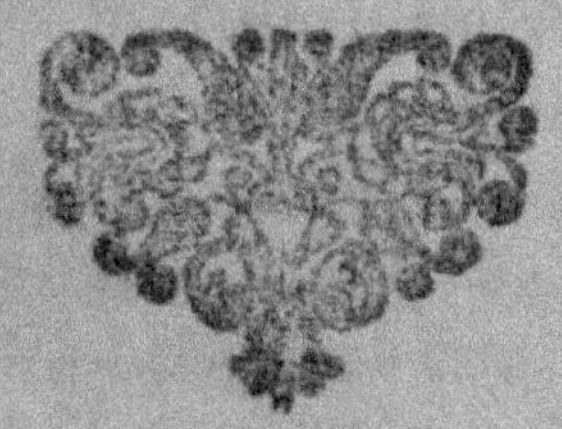

CHAPITRE XXVIII.

De l'Accouchement où l'Enfant présente le ventre, la poitrine, ou le dos.

SI en touchant la femme on reconnoît que l'enfant se présente mal, on se conduira différemment suivant la partie qu'il offrira. Si c'est le ventre, ou la poitrine, les membranes seront plus applaties, parce que l'enfant étant de travers, les retient des deux côtés, & ne leur laisse pas la liberté de s'allonger : il arrive souvent que dans cette position le cordon ombilical se présente le premier, & lorsque les membranes ne font point tendues, on sent les battemens de ses artères à travers les membranes. La dilatation de l'orifice étant devenue suffisante, on rompra les membranes, & on reconnoîtra la

partie

partie qui se présente. Si c'est la poitrine, en glissant la main dessus, on trouvera le ventre & l'ombilic : l'on suivra avec la main jusqu'à la partie de l'enfant , en trouvant une cuisse, on ira au genou , & l'on amenera les pieds au passage.

Lorsque l'enfant présente le dos, on ne peut s'y tromper ; l'épine se fait sentir , parce que le dos étant courbé , les vertèbres se distinguent aisément les unes des autres , & en les suivant jusqu'au fondement , l'on ira droit aux pieds , la méthode étant la même pour tous les accouchemens , où l'enfant se présente mal.

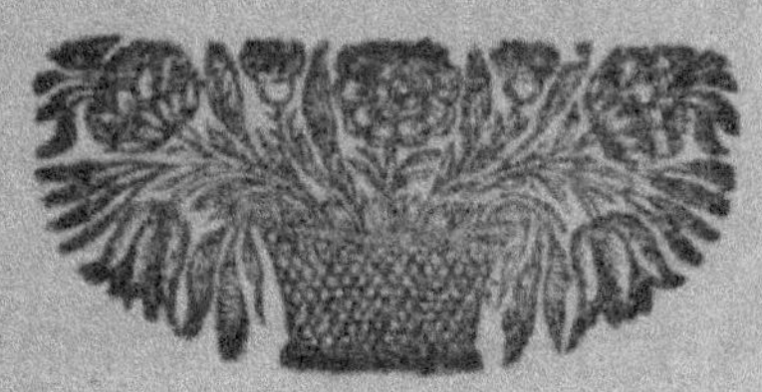

CHAPITRE XXIX.

De l'Accouchement où l'Enfant présente le bras ou le coude.

Lorsque l'enfant présente le bras, cette situation lui est souvent funeste, parce que ceux qui ne sont pas au fait des accouchemens, ne connoissent que le seul moyen de faire rentrer le bras, avant que d'aller chercher les pieds, & à force de fatiguer ce bras, on le meurtrit si considérablement que la matrice irritée le serre au point de ne plus laisser de ressource, que celle de le couper pour terminer l'accouchement: malheur qui n'est que trop commun dans les campagnes.

L'on distinguera aisément si le bras se présente ; car en ce cas les membranes sont allongées, & à travers l'on sent la main qui dif-

fère beaucoup de la forme du pied
par ſes doigts allongés & déliés.
Si la dilatation de l'orifice eſt ſuffiſante, & que les membranes ne
ſoient point rompues, on les per-
cera, on inſinuera la main juſqu'au - deſſus de l'épaule de l'enfant, ſans toucher à ſa main ni au
bras, & on le repouſſera en haut
tout doucement pour le faire rentrer; mais ſouvent cela ne réuſſit
point dès la première fois, parce
que l'enfant alors trop gêné dans
ſa ſituation, ne peut ſe prêter aux
mouvemens qu'on veut lui faire
faire; dans ce cas, on changera
de manœuvre. Ces tentatives étant
douloureuſes pour la mère, on les
lui épargnera, en conduiſant tout
de ſuite la main ſur le côté de l'enfant, ſur la hanche, la cuiſſe, le
genou & la jambe, & lorſqu'on
aura un pied, le premier mouvement que l'on fera pour le tirer à ſoi
éloignera de toute néceſſité le bras
du paſſage: ayant ôté alors cher-

cher l'autre pied , on amenera l'enfant.

Par cette méthode on sauvera la vie à l'enfant & à la mère ; car dans les accouchemens traînés en longueur par la faute de celles qui opèrent , il est toujours à craindre que la matrice irritée depuis long-tems ne s'enflamme , & ne cause la mort à la femme.

Si l'enfant présentoit le coude , on le reconnoîtroit aisément , par-ce qu'étant plus pointu que le ge-nou , on ne peut prendre l'un pour l'autre. On se donnera bien de garde de le laisser trop avancer , crainte que le bras ne vienne à sortir jusqu'à l'épaule ; ce qui ar-riveroit , si l'on n'alloit chercher les pieds promptement. En repous-fant doucement le coude , l'accou-chement devient plus facile , par-ce que le bras peut s'étendre aisé-ment le long du corps. Il est au-contraire plus mal-aisé lorsque l'a-vant-bras est sorti tout-à-fait.

CHAPITRE XXX.

*De l'Accouchement où l'Enfant pré-
sente l'épaule, l'oreille,
ou le menton.*

L'Enfant présentant l'épaule, l'on ne doit point espérer de réduire la tête aisément, pour qu'elle vienne se présenter directement à l'orifice : on peut le tenter, mais ne s'y pas amuser trop long-tems, crainte que les douleurs ne finissent, & qu'à force de tentatives on ne fatigue trop la mère & l'enfant.

On reconnoîtra que c'est en effet l'épaule qui se présente, lorsqu'en conduisant le doigt tout-au-tour, l'on sentira le dessous de l'aisselle d'un côté, & de l'autre le col de l'enfant, ce qui ne peut laisser aucun doute ; mais comme il pourroit arriver que dans cette situa-

tion, il eût la face en deſſus, &
que l'épaule étant repouſſée, il
vint dans cette attitude, l'accouchement deviendroit laborieux,
alors il faudroit ſe déterminer à
faire ſortir l'enfant par les pieds,
en ſuivant les parties du corps,
comme je l'ai dit. La femme à la
vérité en ſouffrira d'avantage; mais
ce moyen eſt préférable à la réduction de la tête dans ſa ſituation
naturelle, qui demanderoit beaucoup de tems.

A l'égard de l'oreille, on ne peut
s'y tromper, & par le ſens dont elle
ſera tournée, on pourra juger ſi la
face eſt en deſſus ou en deſſous, le
bord de l'oreille la diſtinguant aiſément, puiſqu'il ne ſe trouve jamais du côté de la joue. Ayant
fait l'examen néceſſaire pour s'aſſurer que l'enfant a la face tournée
en deſſous, on aura lieu d'eſpérer
qu'en reculant l'épaule, la tête ſe
préſentera à l'orifice; mais ſi le
col étoit trop penché ſur l'autre

épaule, après avoir fait inutile-
ment de legères tentatives, on se
déterminera à faire sortir l'enfant
par les pieds.

L'accouchement où l'enfant présente le menton, ou le visage
tout entier, peut se terminer aisément, en le faisant venir par la
tête. Si le menton se présente le premier, on le connoîtra par le vuide
que l'on sentira au-dessous de la
mâchoire, & par la lèvre inférieure que le doigt rencontrera aisément : alors portant la main applatie, & la conduisant doucement
jusqu'à la poitrine de l'enfant,
pour la soulever un peu, on fera
reculer la tête, son poids la fera
tomber d'elle-même, & l'obligera
de se placer directement à l'orifice, ce qui le fera venir naturellement. Il en sera de même, si l'enfant présente la face toute entière.

On doit observer que les re-
cherches que l'on fait au moyen
du toucher, pour distinguer ces

différentes parties, doivent se faire avec beaucoup de délicatesse pour n'en blesser aucune. J'ai vû en pareille occasion des yeux crevés, & la face rendue difforme par les meurtrissures qu'on y avoit faites.

On s'y prendra comme je viens de le dire, pour tâcher que la tête ne présente que le sommet, & si après avoir tenté plusieurs fois avec beaucoup de ménagement sa réduction dans ces deux diverses positions, on ne peut en venir à bout, le parti le plus sûr & le plus avantageux, est d'aller chercher les pieds, & de terminer au plutôt l'accouchement.

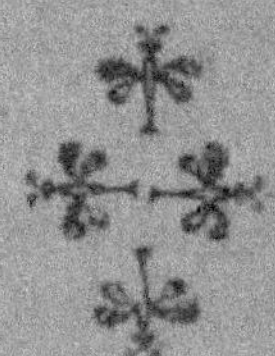

CHAPITRE

CHAPITRE XXXI.

De l'Accouchement où se rencontrent plusieurs Enfans.

Lorsqu'on a lieu de croire par l'étendue considérable du ventre de la femme, qu'elle est enceinte de deux, ou de trois enfans, il est d'une conséquence infinie de s'assurer si le second pied que l'on va chercher dans la matrice, est celui du même enfant dont on en a déja un, parce que s'il arrivoit, comme je l'ai dit, que l'on tirât en même-tems le pied d'un autre enfant, les corps auxquels ces pieds répondroient, s'embarrasseroient l'un & l'autre, & si l'on s'obstinoit à les tirer, l'on exposeroit la mère & les enfans à de très grands dangers; étant impossible que ces enfans sortent ensemble.

N

Dans ces accouchemens, la façon de délivrer la femme est la seule chose que je croye nécessaire d'expliquer ici , puisqu'il n'y a point d'autres méthodes que celles dont j'ai fait mention , pour favoriser la sortie des enfans dans les différentes positions où ils peuvent se rencontrer.

L'on peut présumer que la femme est enceinte de deux enfans , si son ventre est gros & large , si elle a été plus incommodée de cette grossesse que des autres , supposé que ce ne soit pas sa première, & si elle a les jambes enflées , de même que la partie. Le volume de l'enfant que l'on reçoit , peut aussi en annoncer un second , le ventre restant gros , & l'enfant étant très-petit , peut faire juger qu'il y en a un second.

L'on doit observer en général , comme je l'ai déjà dit , de ne point tenter dans aucun accouchement de délivrer la femme , sans avoir

auparavant paſſé la main ſur le
ventre , pour s'aſſurer s'il ne ſe
trouve point encore quelque choſe
dans la matrice. Par cette précaution on évite le danger auquel on
expoſeroit la mère & le ſecond
enfant , ſi l'on tiroit tout à coup
l'arrière-faix. Il peut même arriver
que le premier enfant que l'on a
reçu , ſoit beaucoup plus fort que
celui qui reſte , ce dernier même
pouvant être mort depuis pluſieurs
jours. Lorſqu'on aura reconnu qu'il
reſte un ſecond enfant , on fera au
cordon ombilical les deux ligatures dont j'ai parlé , avant de le
couper : elles ſeront à quatre travers de doigt de diſtance l'une de
l'autre , & on le coupera entre-
deux. Le premier enfant étant ſor-
ti , on ne fera aucune tentative
pour tirer l'arrière-faix : on profi-
tera de la première douleur pour
rompre les membranes du ſecond.
Il arrive quelquefois que chaque
enfant a ſon placenta particulier ;

N ij

mais plus ordinairement les différens arrière faix font unis , & par
leur union n'en font qu'un feul ,
auquel répondent les cordons de
chaque enfant.

En admettant le fentiment de
la fuperfétation, qui fuppofe, comme je l'ai dit , une feconde génération à quelque diftance de la première , l'on doit craindre de faire
venir le fecond enfant trop-tôt, puifque n'étant formé que plufieurs
jours , ou peut-être plufieurs mois
après la conception du premier ,
on empêcheroit fa perfection ; mais
ne pouvant être affurée s'ils ont
été formés l'un après l'autre , &
fi chaque enfant à fon placenta particulier, on rifqueroit auffi de faire
périr la mère & l'enfant qui refte
encore dans la matrice , en voulant
la délivrer : le premier cordon , &
l'arrière-faix fe trouvant communs
aux deux enfans , on détacheroit
l'autre partie encore adhérente à
la matrice , la perte de fang venant

alors avec abondance, suffoqueroit
l'enfant, & mettroit la mère en
danger de perdre la vie.

J'avoue une crainte, que l'idée
de la superfétation m'a toujours
donnée, car n'osant pas délivrer
la femme sur le champ, par la
raison que je viens d'exposer, &
ne pouvant deviner si l'arrière-faix
est commun aux deux enfans, j'ap-
préhendois qu'en laissant ce corps
étranger dans la matrice, il ne
vint à s'y corrompre, si elle se
resserroit, & qu'elle ne pût l'ex-
pulser, ce qui mettroit en grand
danger & la mère & l'enfant: ainsi il
vaut mieux attendre que de tenter
de tirer le premier cordon; & si l'arrière-faix se détache de lui-même,
& que les douleurs cessent, il ne faudra point tâcher de délivrer la femme du second enfant, ni lui faire
user d'aucun remède pour faire re-
naître les douleurs; mais on attendra patiemment que le terme de
l'enfant qui reste, soit expiré.

N iij

CHAPITRE XXXII.

De l'Accouchement où le cordon se présente le premier avec quelque partie de l'Enfant.

L'Accouchement où le cordon se présente le premier avec quelque partie du corps, est le plus funeste. Lorsque c'est la tête qui vient avec le cordon, il faut pour sauver la vie à l'enfant, se déterminer à le faire venir par les pieds, parce que la tête remplissant le petit bassin, comprimeroit le cordon au point d'arrêter la circulation du sang dans les vaisseaux qui le composent, ce qui feroit périr l'enfant; mais si ayant rompu les membranes, on reconnoît par le toucher, que la tête n'est point trop engagée, on tentera de repousser en arrière le cordon pour le faire rentrer; à mesure que la tête avancera. Si

la réduction du cordon n'étoit pas
possible , il faudroit absolument
se déterminer à retourner l'enfant
pour le faire sortir par les pieds.

A l'égard de l'accouchement
où l'enfant se présente mal , & où
quelqu'une de ses parties est sortie
avec le cordon , il n'est pas si dangereux , pourvû que l'on fasse rentrer le cordon avant que d'aller
chercher les pieds; ce qui se fait
facilement , & ne doit point être
omis , afin que le cordon ne se
trouve point comprimé , ni re-
froidi.

N iiij

CHAPITRE XXXIII.

De l'Accouchement de l'Enfant mort, & de la tête restée dans la matrice.

IL y a plusieurs signes qui donnent à connoître que l'enfant est mort dans la matrice. S'il l'est depuis long-tems, & qu'il présente le sommet de la tête ; quoique la matrice ne soit point trop dilatée, & que les eaux s'écoulent, la peau chevelue se sépare, & s'attache au bout des doigts, & à mesure qu'on les remet dans l'orifice, quelque nouvelle portion s'y attache encore ; mais si la dilatation de l'orifice est suffisante, & qu'il n'y ait pas assez de tems que l'enfant soit mort, pour que l'épiderme qui couvre la peau s'en détache, l'on peut être assuré qu'il a perdu la vie, lors-

qu'en tournant le doigt dans l'o-
rifice, on fent la tête très-molle,
& quelques-uns des os du crâne
paffés les uns fur les autres ; enfin
fi le cordon fe préfentant le premier, les vaiffeaux qui le compofent font fans battement, & s'il
fe trouve flétri, toutes ces circonftances ne permettent pas de douter de la mort de l'enfant.

L'on peut encore juger de fon
état par l'examen de quelqu'autre
partie qu'il préfente ; car fi c'eft
un bras, on jugera par le pouls
s'il eft vivant ou mort.

On ne doit point prendre pour
un figne de mort, ainfi que le pen-
fent quelques-uns, la fortie du *mœconium*, puifque l'évacuation de
cet excrément n'a d'autre caufe
que la preffion des boyaux qui le
contiennent, foit que l'enfant foit
mort, foit qu'il vive encore.

Il arrive quelquefois que la mère croit que fon enfant eft mort,
parce que depuis quelques jours

elle n'en a point senti les mouvemens. Il faut bien se garder de
donner trop aisément dans cette
idée, & l'on ne doit rien tenter
qui soit capable de nuire à l'enfant,
si sa mort n'est constatée par les
signes rapportés ci-dessus, & dont
il est bon que les Assistantes soient
instruites, pour éviter le blâme,
auquel on se trouveroit exposée,
si l'on n'avoit cette attention.

Dans les acouchemens trop
longs par le rallentissement des
douleurs, sans pour cela que la
mort soit certaine, on peut faire
prendre à la femme une infusion
de deux gros de séné, pour dis-
poser la matrice à se dilater.

Si l'enfant présentoit le sommet
de la tête, & qu'il se trouvât au
passage, il faudroit lui mettre le
doigt dans la bouche, en forme
de crochet, & par ce moyen on
pourroit le tirer aisément ; mais si
la tête n'étoit point assez avancée,
on passeroit de chaque côté une

main étendue : comme elle est alors assez souple, on peut en l'applatissant la faire entrer un peu plus dans le passage.

L'on tâchera avec une main de dégager une épaule, en insinuant un doigt en forme de crochet sous l'aisselle, pendant que l'on mettra dans l'oreille un doigt de l'autre main.

Quant à la tête restée dans la matrice, il n'y a rien de si commode pour en procurer la sortie, qu'une bourse faite d'une toile fine, & douce. On l'ouvrira, & on en fera passer une portion derrière la tête, on tirera cette bourse de chaque côté, pour qu'elle puisse contenir la tête toute entière ; lorsqu'on se fera assurée que la bourse renferme la tête, il faudra en serrer les cordons, & la tirer doucement à soi, sans faire trop de violence à la mère. Cette ressource est infiniment meilleure que celle de tirer la tête par morceaux, comme quelques-unes le pratiquent.

Si l'on n'est point assez heureuse pour retirer la tête au moyen de cette bourse, il faut en abandonner la sortie aux efforts de la nature, soutenue de l'administration des remèdes. M. Peu, célèbre Accoucheur, dit n'en avoir pas trouvé de plus efficaces que les lavemens un peu âcres employés avec prudence, il ajoute qu'en ayant fait donner un, où il avoit mis deux gros de sel polichreste, à peine la femme l'eût-elle gardé quelques momens, qu'elle fut obligée de se mettre sur le bassin, où elle rendit dans un effort la tête restée.

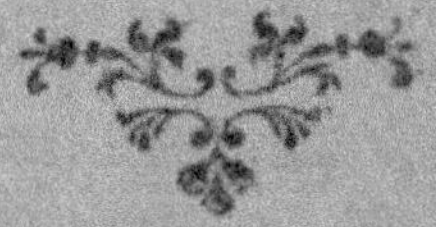

CHAPITRE XXXIV.

De l'arriere-faix adhérent, & de la matrice renversée.

ON propose deux méthodes, pour délivrer la femme. Les uns veulent qu'avant de couper le cordon, on aille chercher l'arrière-faix dans l'instant, les autres préférent d'attendre qu'il se détache de lui-même, sans porter la main dans la matrice, & de faciliter ce détachement par de legères frictions sur le ventre, ou en faisant souffler la femme dans sa main. Ce sont les circonstances qui doivent déterminer à préférer l'une de ces méthodes à l'autre. S'il y avoit perte de sang, la première seroit à préférer, le seul moyen pour la faire cesser, étant la prompte extraction du placenta; ou si la matrice paroissoit disposée

à se resserrer, on devroit profiter
du moment favorable, pour accélérer le détachement du placenta ; mais si l'on n'avoit rien à
craindre de la perte, & qu'ente-
nant le bout des doigts dans la matrice, on ne sentît pas qu'elle se res-
serrât, on ne devroit rien précipiter, il faudroit tâcher seulement
de faciliter son détachement, comme je l'ai dit, par de legères frictions sur le ventre, & l'arrière-faix
sortiroit naturellement, en tirant un
peu à soi le cordon, ce que l'on a
recommandé au Chapitre de l'Accouchement naturel. Si l'on s'ap-
percevoit que la matrice fût disposée à se resserrer, il faudroit dans
l'instant porter la main dans sa cavité, en suivant le cordon qui sert
de guide, & passant le bout des
doigts entre la matrice & l'arrière-
faix, on le détacheroit tout doucement, prenant garde que les
doigts ne portent que sur le placenta, & on retireroit le tout ensemble, & non par parties.

Il faudroit en agir de même
pour le faux-germe adhérent, en
obfervant de le détacher tout-au-
tour, pour l'avoir en entier.

Lorfque le cordon fe trouve
rompu près du placenta, ou comme l'on dit communément, près
de fa maffe, le détachement de
l'arrière-faix mérite une attention
particulière ; car il eft à craindre
qu'en le féparant, l'on n'occafion-
ne un renverfement de la matrice,
en entraînant fon fond vers l'orifice, ce que l'on a vû arriver plus
d'une fois. Pour diftinguer le corps
du placenta d'avec la matrice, on
fera attention que la furface de
celle-ci eft unie & polie, au lieu
que la furface du placenta fe trouve inégale par la quantité de ra-
meaux que forment les artères &
la veine ombilicale. S'étant affurée que c'eft le placenta, on le détachera, comme je l'ai dit, en infinuant le bout des doigts entre les
membranes, & la matrice, tout-

au-tour des bords du placenta, pour découvrir l'endroit qui cède le plus aisément.

L'on ne causera jamais le renversement de la matrice, en séparant l'arrière-faix, lorsqu'on y fera les attentions nécessaires pour le prévenir, & que l'on ne perdra point de vûe ce que j'ai recommandé. Mais si l'on étoit appellée pour remédier à cet accident, on réussiroit en prenant un linge fin, & en repoussant tout doucement la matrice jusque dans son fond : on y laisseroit la main, jusqu'à ce que la matrice vint à se resserrer, alors on la retireroit peu-à-peu.

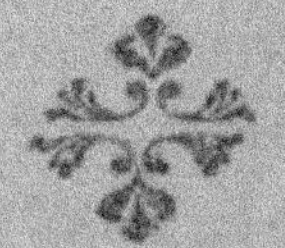

CHAPITRE

CHAPITRE XXXV.

*De la Perte de sang qui précède,
ou accompagne l'Accouchement,
& de celle qui le suit.*

LA perte de sang est souvent funeste à la mère, si l'on n'y apporte un prompt secours. On doit avant que de rien entreprendre tâcher de connoître la cause de cet accident, car si la perte est occasionnée par le détachement du placenta, elle ne peut cesser que par le resserrement de la matrice, qui n'aura lieu qu'après la sortie de l'enfant. Dans ces circonstances, il n'y a point de tems à perdre, il faut de toute nécessité accoucher la femme. Si la matrice n'étoit pas suffisamment dilatée, on s'y prendroit, comme je l'ai enseigné au Chapitre du Faux-germe.

Si en touchant la femme, c'est

le placenta qui se présente , on
pourra le reconnoître par sa portion charnue , qui ne ressem-
ble en rien aux parties de l'enfant : de plus les caillots de sang
qui viennent coup sur coup , &
l'abondance de celui que la femme
perd , ne laissent plus d'espérance
pour elle , que dans la prompti-
tude de sa délivrance.

Si l'arrière-faix se trouvoit détaché , qu'il se présentât au passage,
ou qu'il sortît par l'orifice , les
membranes n'étant point rompues,
il faudroit les déchirer pour aller
chercher les pieds de l'enfant , supposé que la tête ne fût point trop
avancée. On ne doit pas alors
faire rentrer le placenta , qui n'est
plus nécessaire pour la conserva-
tion de l'enfant. Si l'on a eu
le malheur d'être appellée trop
tard , ou que l'on ait été trop long-
temps à opérer , la mort de l'enfant est certaine , & cette mort

eſt le plus ſouvent ſuivie de celle de la mère.

S'il arrive que l'orifice de la matrice ne ſoit point aſſez dilaté, pour permettre au placenta de paſſer juſque dans le vagin, on le reconnoîtra aux ſignes que j'ai donnés. L'on aura ſoin dans ce cas de repouſſer l'arrière-faix de côté, afin qu'il ne ſorte qu'après que l'enfant ſera paſſé.

Il ſurvient aſſez ſouvent des pertes avant l'accouchement : lorſqu'elles ne ſont occaſionnées que par l'abondance du ſang, & pour n'avoir pas ſaigné ſuffiſamment la femme pendant ſa groſſeſſe, une ou deux ſaignées arrêtent alors ces pertes, & l'accouchement ſe fait tout naturellement.

La perte de ſang qui ſuit l'accouchement, arrive ſouvent pour n'avoir pas fait ſaigner la femme au commencement de ſes douleurs, ou pour avoir fait l'extraction du placenta avec trop de violence, ou enfin pour en avoir laissé quelque portion dans la matrice.

Lorsque la perte survient, on ne doit rien négliger pour y apporter du remède : le plus certain est d'introduire la main dans la matrice, pour reconnoître si la perte est occasionnée par quelque corps étranger, soit par un faux-germe, ou quelque portion du placenta, soit par quelque caillot de sang. On doit être assurée qu'aussi-tôt que la matrice sera débarrassée de ces corps étrangers, la perte cessera. Néanmoins si malgré cela elle continuoit, l'on tremperoit des linges dans l'oxicrat, que l'on sçait n'être qu'un mélange d'eau & de vinaigre, qu'on feroit tiédir, si la saison étoit froide, on envelopperoit avec ces linges les cuisses de la femme, & on passeroit sous ses reins un autre linge mouillé de la même liqueur. On auroit soin de retirer de la partie les caillots de sang, à mesure qu'ils s'y forme-

roient. La cire d'Espagne en poudre est un très-bon remède, & la
Sage-femme devroit en avoir toujours sur soi. On en prendra la
grosseur d'une noisette, que l'on
mettra en poudre, pour la faire
avaler à la femme dans six cuille-
rées d'eau, & si la perte continue,
on lui en donnera une seconde
dose. C'est un remède dont j'ai
vû de grands effets.

Si l'on est à portée de faire prendre à la femme une potion, on
lui en donnera une qui sera composée de deux onces d'eau de chicorée sauvage, d'une once d'eau
de fleurs d'orange, de demi-once
de sirop de Diacode, & autant
de sirop de capillaire, qu'elle ava-
lera tout à la fois.

On lui fortifiera le cœur en lui
faisant flairer des linges trempés
dans l'eau de la Reine de Hon-
grie, ou dans du vin, qu'on aura
fait un peu chauffer. On la couvrira moins qu'à l'ordinaire, &

l'on aura soin que l'air de la chambre ne soit point trop chaud: on ne lui bandera point le ventre, crainte d'exciter la perte. Sa nourriture ne sera que d'un peu de gêlée donnée de tems en tems, & sa tisanne sera faite avec la racine de grande consoude & le riz. On pourra lui faire prendre une once de suc de pourpier.

Si les forces de l'Accouchée étoient suffisantes, on pourroit la saigner du bras, dans la vue de détourner le sang de la matrice: cette saignée ne doit point se faire tout de suite, il faut l'interrompre de temps en temps, pour ménager ses forces, & occasionner plus de diversion. On fermera donc la veine à plusieurs fois, laissant des intervalles plus ou moins grands, suivant l'état de l'Accouchée. Cette méthode est fort approuvée.

CHAPITRE XXXVI.

*Des Convulsions & de la Léthargie,
qui surviennent à la Femme
dans le travail.*

Lorsqu'il arrive que la femme a des convulsions avant que d'être acccouchée, il y a tout à appréhender d'un pareil accident, tant pour la mère que pour l'enfant ; ainsi on appellera un Médecin, ou un Chirurgien habile, & l'on s'attachera à bien examiner l'état de la femme, pour leur en rendre un compte fidèle.

En attendant les secours nécessaires, pour délibérer sur le parti qu'il y a à prendre, il faut faire saigner la femme, quand bien même elle l'auroit été, & ne lui faire user que de l'eau pure, prenant bien garde qu'il ne lui en tombe fur le vifage, & fur la gorge. Cette fraîcheur la faififfant redoubleroit les convulfions, les liqueurs fpiritueufes les rendroient encore plus violentes. Si l'on fent que l'orifice de la matrice fe dilate, & que les douleurs viennent par intervalle entre les mouvemens convulfifs, on peut efpérer pour la femme. Si l'enfant fe préfente bien, & que la matrice foit fuffifamment dilatée, il faudra l'accoucher fur le champ ; mais fi la tête ne vient pas la première, ne pouvant alors retourner l'enfant fans faire beaucoup de violence, ce qui ne manqueroit pas d'irriter le genre nerveux, qui fe trouve déjà affecté, on attendra patiemment le moment de l'accouchement. La faignée à la gorge eft très-avantageufe dans ces circonftances, pour dégager le cerveau de la quantité du fang qui s'y porte, ce qui arrive lorfque cet accident dure long-tems.

Il est encore un autre état qui devient mortel pour la femme, c'est lorsqu'elle tombe en léthargie : cet affaissement de tous les ressorts de l'œconomie animale ne laisse plus de ressource pour l'accouchement ; ainsi il faut se déterminer à faire l'extraction de l'enfant le plus promptement qu'il sera possible, parce que c'est le seul moyen de sauver la mère.

Je me suis trouvée plusieurs fois dans ces deux cas, où ayant appellé d'habiles gens, je puis assurer qu'aucune femme n'en est morte & que même j'ai souvent reçu les enfans vivans.

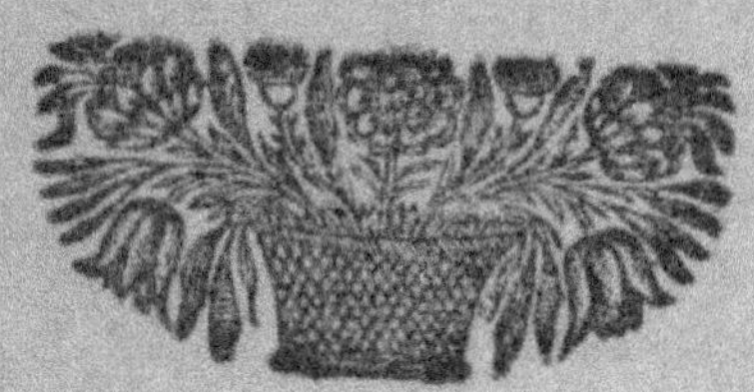

CHAPITRE XXXVII.

De la descente ou relaxation de la matrice.

LEs quatre ligamens que j'ai dit destinés à maintenir la matrice dans sa situation naturelle, se relâchent quelquefois ; ensorte que le col de la matrice, au lieu de se trouver au fond du vagin, s'avance jusqu'au milieu de ce conduit. L'on a vû ce relâchement devenir si considérable, que cet organe se portoit jusqu'aux grandes lèvres, & s'avançoit même au delà. C'est ce dernier état que l'on nomme chûte de matrice, pour le distinguer du premier, que l'on désigne par le terme de descente, ou de relaxation de matrice.

Entre les causes capables de produire ces accidens, les plus ordinaires sont les travaux excessifs,

ainsi que les efforts que caufent de
trop lourds fardeaux ; auffi remarque t-on que les femmes de campagne y font les plus fujettes. Le
moyen de foulager celles qui font
affligées de ces relâchemens, c'eft
de leur interdire toute occupation
pénible, & de les obliger même
à garder le lit pendant un tems
convenable, à quoi on ajoutera
l'ufage des injections fortifiantes
dans le vagin, telles que celles
qui feront compofées de gros vin,
où l'on aura fait bouillir des rofes
de Provins. Si ces moyens n'é-
toient pas fuffifans, ou qu'il ne
fût pas poffible de les employer,
l'on auroit recours aux peffaires,
que l'on peut compofer de différentes matières ; les plus ordinaires
font faits d'un morceau de liége
affez épais, de la largeur environ
d'un écu de fix livres, auxquels
on donne une figure ovale, & on
les perce dans le milieu de façon
à y pouvoir paffer le doigt ; le

peſſaire doit être égal dans ſa circonférence, & ſaſurface ſera rendue
très-unie par la cire fondue , dans
laquelle on le plongera pluſieurs
fois , juſqu'à ce qu'il s'en trouve
entiérement recouvert , & qu'il
s'y ſoit formé pluſieurs couches :
on l'inſinuera alors dans le vagin,
l'ayant trempé dans de l'huile, & la
femme étant couchée ſur le dos,
les genoux élevés & pliés , on le
pouſſera juſqu'au fond de ce conduit , & lorſqu'il y ſera parvenu,
on le placera de manière que l'o-
rifice de la matrice réponde à l'ouverture du peſſaire. Par cette précaution les humeurs qui s'écouleront de cet organe , auront la facilité de s'échapper , & la femme
pourra concevoir. On aura l'attention avant d'introduire le peſſaire,
d'y attacher un lien , afin de le retirer plus aiſément ; ce que l'on
fera de tems en tems pour le net-
toyer. Lorſque le peſſaire ſera placé , on fera mettre la femme en

des situations différentes , soit en
la faisant asseoir , soit en la faisant
mettre à genoux , on jugera par
la facilité avec laquelle la femme
le supportera dans diverses situations , si le pessaire est bien con-
ditionné , c'est-à-dire , s'il n'est
point trop gros , ni trop petit , &
l'on y remédieroit alors différemment suivant l'état où il se trouvera ; ceux qui sont trop gros in-
commodent ; ceux qui sont trop
petits ne tiennent pas , & il faudra en augmenter le volume en
les remettant de nouveau dans la
cire.

L'ignorance de la plupart des
Sages-femmes de campagne leur
fait regarder la matrice , qu'elles
appellent la mère , comme la sour-
ce de toutes les maladies. Dans
cette idée , elles y appliquent in-
discrettement toutes sortes de remèdes , qui ont souvent des suites
très-fâcheuses , ce que je n'ai vû

que trop souvent arriver dans les
différens voyages que j'ai été obligé de faire.

CHAPITRE XXXVIII.

Des qualités requises à une bonne nourrice.

IL seroit à souhaiter que la mère
de l'enfant pût le nourrir elle-
même, à raison de la conformité
du tempéramment, surtout si elle
jouissoit d'une parfaite santé, &
qu'elle fût bien constituée, la bonne constitution du corps étant la
première qualité d'une nourrice;
à quoi il faut ajoûter qu'il seroit
bon qu'elle ne fût point née de pa-
rens attaqués de certaines maladies capables de se transmettre,
telles que la pierre, la goutte,
les écrouelles, l'épilepsie, &c.

Les autres qualités de la nourrice regardent la disposition de son sein. Les mammelles doivent être d'un volume suffisant, ni trop grosses, ni trop petites, pour fournir la quantité de lait nécessaire à l'enfant; il faut qu'elles ne soient ni applaties, ni attachées aux côtes; elles doivent au contraire s'avancer en dehors en forme de poire: le mammelon ne doit être ni trop gros, ni trop enfoncé. Un mammelon trop gros remplissant la bouche du nourrisson, l'empêcheroit de téter; en un mot la grosseur & la figure du mammelon doivent répondre à celles d'une noisette. Il doit être percé de plusieurs petits trous pour qu'il laisse échapper facilement le lait, & que le nourrisson ait moins de peine à succer; ensorte que l'enfant quittant le téton, on voye sortir le lait par plusieurs rayons, ainsi que l'eau sort d'un arrosoir.

Le lait ne doit être ni trop épais

ni trop féreux. Pour en juger il faut en faire rayer environ une demi-cueillerée dans la main : fi en la penchant un peu le lait coule auffi-tôt, c'eft un figne qu'il eft trop féreux ; fi au contraire les gouttes reftent attachées fans couler fur la pente que fait la main, c'eft une preuve qu'il eft trop épais. Pour être cenfé bon, il eft néceffaire qu'il s'épanche tout doucement, & que la place en foit un peu teinte. Le lait trop féreux ne nourrit point affez, & celui qui eft trop épais, outre qu'il a de la peine à fortir, eft difficile à digérer : entre les deux néanmoins, quelques Accoucheurs de réputation préférent le lait le plus coulant, comme plus aifé à fe diftribuer. Enfin le lait doit être blanc, doux, & un peu fucré.

Il ne faut pas que la nourrice foit trop jeune, ni trop vieille : le premier âge eft trop chaud, & le dernier abonde trop en humeurs.

Le bon âge eſt depuis vingt-cinq ans juſqu'à trente-cinq.

On préfére les nourrices qui ont les cheveux noirs ou châtains, à celles qui les ont blonds ou roux, & qui ont des taches de rouſſeur. Ces dernières ayant pour l'ordinaire une odeur déſagréable. Si la peau n'eſt pas d'un grand blanc, il faut du moins qu'elle ne ſoit point livide, ce qui annonceroit un tempéramment bilieux : elles doivent avoir un peu de couleur, mais point trop. On doit examiner le col, & le deſſous du menton de la nourrice, pour ſçavoir ſi elle n'a pas eu les écrouelles. En regardant les bras, on peut juger par la quantité des cicatrices des ſaignées, ſi elle eſt valétudinaire. On doit s'informer ſi elle n'eſt point réglée pendant qu'elle nourrit ; car ſi elle l'étoit, l'abondance du lait en ſeroit diminuée. Il ſeroit bon encore que la nourrice ne fût point louche, ni qu'elle n'eût point les

dents gâtées, ce qui pourroit lui
donner une mauvaise haleine capable d'incommoder l'enfant.

On doit éviter de prendre une
nourrice nouvellement accouchée, & avant la fin des quarante
jours nécessaires pour la purger
de sa couche, son lait ne pouvant
alors être bon, que pour son pro-
pre enfant, tandis qu'il seroit contraire à un autre nourrisson par la
différence de tempéramment. Si
l'enfant de la nourrice est mort,
il faut s'informer si ce n'est point
de quelque maladie contagieuse,
comme sont les fièvres pourpreu-
ses, quelques ulcères vénériens,
la gale, &c. Tout cela n'annonceroit pas une nourrice bien saine;
mais si son enfant vit, on peut juger d'elle par lui-même; si son
teint est vermeil, si sa chair est
ferme; & si l'examinant tout nud
on le trouve écorché entre les
cuisses, cela fera connoître la mal-
propreté de la nourrice, qui ne

manqueroit pas d'être encore plus
négligente pour un enfant qu'elle
ne prend que par intérêt. Une attention qui est encore nécessaire,
concerne les mœurs de la nourrice. Il n'est pas douteux que le caractère de celle qui allaite, n'influe
beaucoup sur l'enfant qui succe
les vices avec le lait , & qui quelquefois tient moins de ceux qui
lui ont donné le jour , que de
celle qui l'a nourri. On doit s'informer avec soin si la nourrice n'est
point sujette au vin , au vol , ou
à quelqu'autre vice, si elle est violente, ou si son humeur est inégale.
Il est essentiel aussi de sçavoir si
elle est sujette au mal caduc , &
quand même ce ne seroit que le
mari qui y fût sujet, il y auroit toujours à craindre que les accès de
cette maladie ne donnassent lieu
au lait de se troubler, & de devenir nuisible à l'enfant. Il faut
aussi s'informer si le mari & la
femme vivent bien ensemble, pour

ne point avoir à craindre que lorsqu'ils se querellent, ou qu'ils se battent, les coups ne retombent sur l'enfant.

On ne doit rien négliger, pour s'instruire de toutes ces circonstances, & il faut éviter de se laisser gagner, soit par ses amis, soit par l'espérance de recevoir des présens de celles à qui l'on donne la préférence. Quoiqu'on ne croye point commettre un crime en le faisant; c'en est pourtant un très-grand, & l'enfant en est souvent la victime, soit qu'il périsse bientôt, ou qu'il vive long-tems infirme. L'on a d'autant plus à se reprocher de n'avoir pas usé de toutes ces précautions; que c'est dans les petits endroits, où l'on peut plus aisément s'instruire des moindres particularités.

FIN.

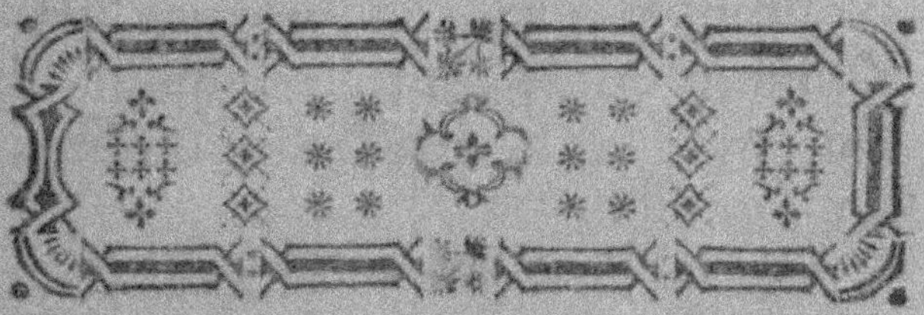

TABLE

DES OBSERVATIONS,

Sur des cas singuliers, ajoûtées à l'Ouvrage de l'Auteur.

PREMIERE OBSERVATION.

Q

Fin de la Table des
Observations.

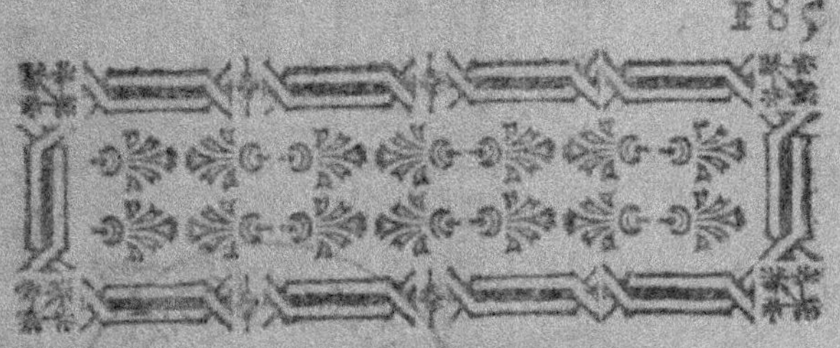

TABLE
DES CHAPITRES
Contenus dans ce Traité.

Q iv

Fin de la Table des Chapitres.

Extrait des Regiſtres de l'Académie de Chirurgie.

Du 13 May 1756.

MEſſieurs *Verdier* & *Levret*, qui avoient été nommés par l'Académie, pour examiner une Machine, inventée par la Dame *du Coudray*, Maîtreſſe Sage-Femme, reçûe à Paris, établie à Clermont en Auvergne, pour démontrer la pratique des Accouchemens, en ayant fait un rapport très-avantageux, l'Académie a jugé cette Machine digne de ſon approbation. En foi dequoi, j'ai donné le préſent Extrait de nos Regiſtres, ce premier Décembre 1758. MORAND,

Secrétaire perpetuel.

APPROBATION.

J'Ay examiné, par ordre de Monſeigneur le Chancelier, un Manuſcrit intitulé : *Abrégé de l'Art des Accouchemens, où l'on donne les préceptes néceſſaires pour le mettre heureuſement en pratique, par Madame le Bourſier du Coudray, Maîtreſſe Sage-Femme de Paris,* Je n'ai rien

trouvé dans cet Ouvrage qui puisse en
empêcher l'impreſſion ; & je le crois très-
utile aux Sages-Femmes de la campagne,
peu ſuſceptibles d'inſtructions plus éten-
dues. A Paris, ce 2 Juillet 1757.
       MORAND, *Cenſeur Royal.*

*Approbation de M. Sue l'aîné, Maître
   Chirurgien, & Accoucheur, ancien Pré-
   vôt du Collège des Chirurgiens de Paris,
   & Adjoint au Comité de l'Académie
   Royale de Chirurgie.*

J'Ay lû, avec attention, l'*Abrégé de
   l'Art des Accouchemens*, compoſé par
Madame *le Bourſier du Coudray*, ancienne
Maîtreſſe Sage-Femme de Paris. Cet Ouvrage, qui d'abord n'avoit été entrepris
que pour l'inſtruction des Sages-Femmes
de campagne, m'a paru pouvoir être
très-utile à celles des villes, par le grand
nombre de remarques de pratique que
l'Auteur à jugé à propos d'y inſérer : & ſi
l'on a égard aux Obſervations ſingulières
que l'Editeur a placées au commencement
de ce Traité, l'on conviendra que la lecture n'en peut être que très-intéreſſante.
A Paris, ce 20 Décembre 1758.
          Signé, S U E.

& non ailleurs, en bon papier & beaux caracté-
res, conformément à la feuille imprimée &
attachée pour modéle sous le contrescel des
Présentes ; que l'Impétrante se conformera en
tout aux Réglemens de la Librairie, & notamment à celui du 10 Avril 1725 ; qu'avant de
l'exposer en vente, le Manuscrit qui aura servi
de copie à l'impression dudit Ouvrage, sera
remis dans le même état où l'Approbation y
aura été donnée, ès mains de notre très-cher
& féal Chevalier Chancelier de France, le
Sieur de Lamoignon : & qu'il en sera ensuite
remis deux Exemplaires dans notre Bibliothéque publique, un dans celle de notre Châ-
teau du Louvre, & un dans celle de notredit
très-cher & féal Chevalier Chancelier de France, le Sieur de Lamoignon, le tout à peine
de nullité des Présentes. Du contenu desquelles
vous mandons & enjoignons de faire jouir la-
dite Exposante & ses ayans-cause, pleinement
& paisiblement, sans souffrir qu'il leur soit fait
aucun trouble ou empéchement. Voulons qu'à
la copie des Présentes qui sera imprimée tout
au long au commencement ou à la fin dudit
Ouvrage, foi soit ajoûtée comme à l'original.
Commandons au premier notre Huissier ou
Sergent sur ce requis, de faire pour l'exécu-
tion d'icelles, tous actes requis & nécessaires,
sans demander autre permission, & nonobstant
clameur de Haro, Charte Normande, & Let-
tres à ce contraires. Car tel est notre plaisir.
Donné à Versailles le trentiéme jour du mois
de Novembre, l'an de grace mil sept cent
cinquante-huit, & de notre Regne le quarante-
quatriéme. Par le Roi en son Conseil, LE
BEGUE.